医療のための安全学入門

事例で学ぶヒューマンファクター

篠原一彦　著

丸善出版

はじめに

医療事故を報じる近年のマスコミ報道に数多くの医療人が肩身の狭い思いをしていることと思う。「わが国の医療とは劣悪なものであり、一方、米国では徹底したインフォームドコンセントに基づいた専門医の治療がホテル並みのアメニティを備えた医療機関で実施されている」とセンセーショナルに伝えるマスコミ報道も目立っている。実際には米国でも年間数万人が医療事故の被害にあっているし、一方、日本では米国よりはるかに低い医療費で誰でもが先進医療の恩恵を受けることができ、世界第一位の長寿国、世界有数の公衆衛生の水準を達成している。このような日本の医療を支えているのは全国津々浦々の病院で寝食を忘れて重症患者の診療にあたる医療チームや、休日の家族の団欒から電話一本で緊急手術や患者の急変に呼び出されている第一線の臨床医たちであることはほとんど報道されていない。

筆者は大腸癌の集学的治療を中心とした消化器外科を専攻し、縁あって二年前から私立工科大学で医用工学の教育研究や臨床工学技士の養成に携わっている外科医である。外科臨床を修練する傍ら独学ながらも人間工学や産業安全について勉強してきた。数年前から航空安全に関し学際的研究を行う研究会にも参加し、航空医学者、軍民双方の現役パイロット、整備士、航空管制官、心理学者、安全工学者、電子工学者、法律関係者などのメンバーと航空を始めとする様々な産業安全への真摯な取り組みについて討議する経験も持ってきた。

そのなかで考えさせられたことは、第一に医療産業は他の交通、化学、建設、電力産業などに比べてはるかに零細で、昼夜を問わない第一線医療がマンパワーのみで支えられていることである。そして他の一般産業においては大企業から中小企業に至るまで従業員の技量と安全に対する教育を企業や組織として真摯に取り組んできたのに対し、医療界では技量と安全についてはほとんど全てが自助努力に丸投げされていることである。加えて一般産業においては機材や労働環境に対して人間工学や労働科学の英知を活用して「人に優しい」労働環境の創生に努めてきたのに対し、医療界では個別の器材から制度まであまりに医療従事者の努力のみに委ねられているという事実である。

日本の医療従事者は劣悪な環境の下に各々の努力と使命感を支えとして世界最高の医療水準を達成しているにもかかわらず、昨今の医療事故報道は医療人の志気を貶め、萎縮医療へと導くものに他ならない。わが国の医療現場を支えるスタッフに唯一欠けているのは、様々な産業や学問が安全について取り組んできた科学的な成果を教育される機会である。逆に鉄道、航空、建築など戦後の日本の産業安全の基礎作りに貢献したのは、橋本邦衛・大島正光・黒田勲を始めとする医師たちである。なぜかこれらの安全への英知を医療自体に振り向けることが忘却されていたのであるが、これらの経験と伝統を引き継ぐことで日本に世界一安全な医療システムの構築が可能であると信じている。

筆者は若き医学生が昨今の社会情勢から医療人としての誇りを失い屈折したスタートを切ることを憂慮し、数年前から「安全（工）学概論」と称する講義を医学部二年生に行ってきた。また医学部六年生の病棟実習でも様々な産業で取り組まれている安全に対する手法を医用電子機器の安全とともに教えている。現任地の東京工科大学での医用工学や臨床工学技士教育を始めとし、あらゆる機会を通じて全国の若き医療関係者に安全の技法を教えていこうと思っている。本書はこれまでの講義内容を大幅に加筆し、医療および関連する種々の科学技術・社会技術を学ぶ文理双方の若き学徒を対象とした安全科学の副読本として執筆したものである。浅学菲才の筆者があえて本書を著したのは「日本の医療人は萎縮してはいけない。誇りを持つべきである。しかし安全とは個人が抱え込み精神主義だけで達成されるものではない」ということを、これから医療の現場に立つ若き医療関係者に伝えたかったからである。

今日の学生さんにとってはすでに祖父母の世代に相当するが、高高度で来襲する米軍機を「竹槍」で打ち落とそうとした時代が日本にもあった。それは「月月火水木金金」と人間の生理学的限界を無視した精神主義的軍事訓練に日本全体が陥った時代でもあった。今日の日本の医療安全は「竹槍」を用いた安全対策に過ぎず、医局員に人間として享受さるべき最低限の休息すら認めないような前時代的な教授が今なお存在することも事実である。しかし「前時代的滅私奉公、竹槍精神」に依存することでしか達成されないような医療技術が普及するとは思えないし、大学人の責務とは万人に有益かつ達成可能な科学技術の開発にあるのではなかろうか。「竹槍安全」から脱却するためには、世界のさまざまな業種の英知を結集した安全への取り組みについて知っておくことが重要である。本書がこのような領域に興味を持つ医療や工学関係者のみならず、安全一般に関心を有する企業人、関係団体、家庭人などの副読本としてわずかながらもお役に立てれば幸いである。

目次

第I章　なぜいまヒューマンファクターか？

1　医療事故の現況は

医療事故とは以前から存在してきたものであるが、近年大きく世間を騒がせている理由の一つには、不祥事の情報公開に消極的な組織の存在を許さない現在の社会情勢もある。情報公開の必要性自体は自明であるが、当事者への感情的な糾弾や処罰は見られても、真の再発予防のための科学的な取り組みへとつなげるシステムはまだまだ未完である。そのような中で科学的かつ広範に行われた数少ない調査の一つとして、川村らによる看護のヒヤリハット事例調査が存在するが、いわゆる医療事故の原因や背景には、投薬、注射・点滴、機器操作などといった医療用材料、機器そして医療チームに関わるものから、患者の転倒、誤飲・誤嚥、自殺といった患者さん自身の要素まで広範かつ複雑な原因や背景が存在している。この調査をわが国の医療業界のみの問題であるとして取り上げるようなマスコ

表1-1　看護のヒヤリハット事例

療養上の世話　3492例（31.3%）

転倒転落 15.7%、誤嚥・誤飲3.2%、無断離院2.9%、抑制　2.2%、自殺・自傷2.0%、食事・経管栄養1.8%、入浴　1.6%、暴力・盗難1.1%

医師の指示による業務　6817例（61.1%）

注射・点滴・IVH　31.4%、与薬12.9%、チューブのはずれ・閉塞 6.3%、検査関係2.3%、手術2.2%、機器操作・モニター−2.2%、輸血1.4%、麻薬1.0%
内視鏡0.6%、分娩0.5%、医療ガス（酸素、笑気）0.5%

観察情報　384例（3.4%）

患者観察・病態評価　1.8%、患者・家族説明・接遇1.1%、記録・連絡 0.6%

その他　455例　（4.1%）　設備・備品・環境0.9%、その他3.1%

平成11年度厚生科学研究費報告書「医療のリスクマネージメントシステム構築に関する研究」川村治子より抜粋

ミ報道もあったが実際はどうであろうか？　そしてこのような広範かつ複雑な問題にはどのように取り組めばよいであろうか？

この調査の数年前に報告された米国の医療事故に関する有名な調査として、一九九九年米国医学院「米国医療の質プロジェクト」による「To err is human」がある。この報告書に基づいて出されたクリントン大統領の談話は、米国における医療事故の死亡者は年間四・四万人で死因の八位を占め、これは交通事故死の三倍であるとされた。推定された損失金額は二六〇億ドルで、その頻度は週二回ずつジャンボジェット機が墜落し毎時間あたり三万二千回の為替取扱いミスに相当するというセンセーショナルなものであった。そしてこの報告書を受けた米国政府は五年間に医療事故を半減させるために二〇億ドルの予算化を行ったのである（二〇〇二年）。

この「To err is human」には、米国の医療事故の半分が救急外来で発生し、三割が過失によるものであり、七割が予防可能であると報告されている。その原因として、技術的な問題が四四%、診断ミスが一七%、事故予防の怠慢が一二%、薬剤が一〇%としている。そして重要な点は医療安全の確立には個人の責任よりも政府の責任がより重要であるとし、四つの柱を提言したのである。すなわち医療安全のためのセンター設置、報告システム確立、マニュアル策定、院内安全マネージメントシステムの構築である。この報告書のなかで重要視しているのは、安全に関する他の産業の取組みを学ぶことであり、これは筆者が本書を執筆する目的の一つでもある。

2　新鋭機墜落の原因とは

過去一〇年間に全世界で発生した民間ジェット旅客機全損事故の主原因の七六%がコックピットクルーによるものであるとしたボーイング社の調査がある（表1-2）。このデータは航空安全に関する講演や論文でひろく紹介されており、それゆえ「ヒューマン」ファクターが重要であると述べる論調も多い。しかしなかには、ヒューマンファクターの真意を理解せずこのデータを用いて事故対策として当事者に対する教育訓練の重要性のみをひたすら主張する者もいれば、製造メーカーだから機体の不具合を認めたがらないのだとデ

表1-2　航空事故の主原因

乗員	105
機体	15
整備	9
空港, 管制	5
その他	3

世界の商用旅客機における機体全損事故　1988～1997
ボーイング社ホームページより

ータの不当性を主張する者もいる。

ヒューマンファクターの定義について述べる前に、わずか一〇ドルのランプが新鋭機を墜落に至らしめた有名な事故を紹介しよう。

イースタン401便

一九七二年一二月二九日の夜、米国のマイアミ空港に向かっていたイースタン航空４０１便で発生した。機は当時の最新鋭機ロッキード社Ｌ１０１１、トライスターであった。これはロッキード社が軍用機で得た高度な制御技術を民間機に応用したもので、世界に先駆けて視界ゼロ下での完全自動着陸を実用化するなど、いまでもパイロットの間ではその先進性を高く評価されている名機である。

同便の操縦室には機長、副操縦士、航空機関士の三人のクルーが運航にあたっていた。最終の着陸態勢に入った同機の機長は車輪を出すことを副操縦士に指示したが、前輪が確実に出てロックされたことを示す緑色の表示灯が点灯しなかった。このためまずクルーは着陸進入を中断し、高度二〇〇〇フィートで旋回するような自動操縦に切替えた。表示灯の不良ではないかと考えたクルーはランプを出し入れし、このランプをうまく戻すのに手間取ったりした。ついで操縦室の床を開けて前輪の格納庫を覗きこみ前輪が出ているかどうかを直接確認しようとしたが、格納庫の照明スイッチの場所がわからなかったので懐中電灯を探したりしたのである。

図で示すように機は緩やかに降下を開始していったがクルーはだれも気付かなかった。コックピットボイスレコーダーの解析では設定された高度から二五〇フィート逸れた時に鳴るチャイムが録音さ

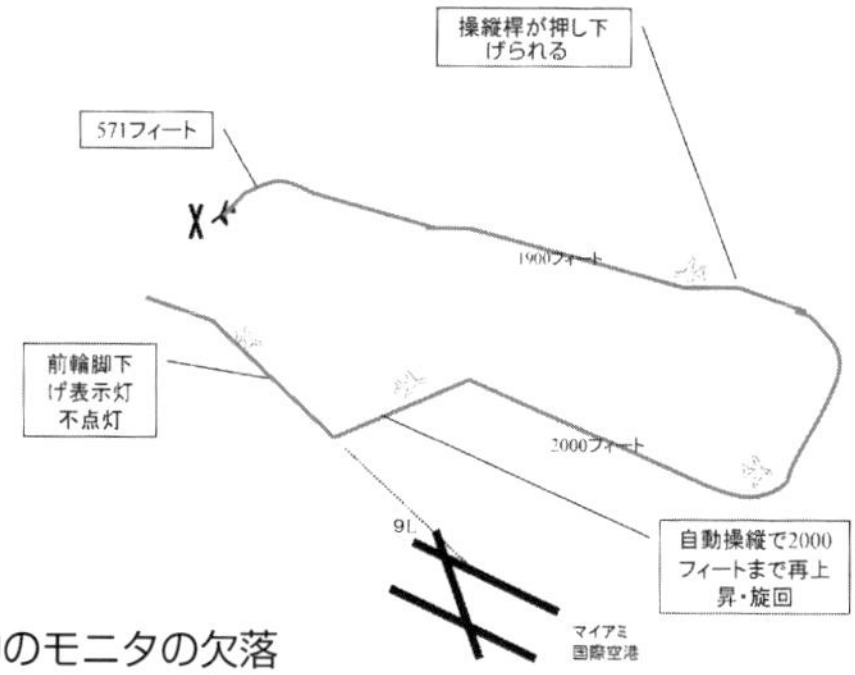

●自動操縦中のモニタの欠落
●操縦桿へのわずかな力で自動操縦が解除されることへの注意不足（自動化の過信と理解不足）
●脚下げ用ランプの不具合にかかりきりになったこと
●前輪格納室の照明をつけるのに難渋したこと
●管制官からのあいまいな問合せ

図1-1　イースタン401便事故の概念図

れているが、誰も反応した形跡は無い。

マイアミ空港には当時の最新のレーダーが備えられており、これには飛行機の高度が表示されるようになっていた。墜落の三〇秒前、高度の異常に気付いた管制官は「そっちはどうなってるんだ？（How are things coming along out there?)」と問いかけた。これに対して401便のクルーは、「ＯＫ、旋回して最終進入コースに戻りたい。(Okay, we'd like to turn around and come, come back in)」と返信した。この最新のレーダーには初期故障が続いていたので、管制官はレーダーの誤表示だと考え、それ以上の質問を行わなかった。ボイスレコーダーに遺されていた「ヘイ、どうなってるんだ？」という機長の言葉の五秒後に、最新鋭のトライスター機はマイアミ郊外エバーグレーズの湿地帯に墜落し、九九人の死者を出したのであった。

トライスター機の自動操縦装置は緊急時の対

応を容易にするために、操縦桿にわずかの力（一五ポンド、約七kg）を加えることで解除できるようになっていた。自動操縦中の４０１便が降下を始めた原因は、クルーの誰かが振り向いた拍子に操縦桿を押し込んでしまい自動操縦が解除されたとされている。そして４０１便が墜落に至るまでの過程には次のような要因が重なっている。

まず自動操縦中に三人のクルーが誰も航空機の状態をモニターしておらず脚下げ表示ランプの異常に掛かりっきりになったことである。自動操縦中であっても絶えず高度、速度、姿勢、エンジン計器などを目でスキャンすることは運航乗員において基本中の基本とされている。加えて操縦桿にわずかな力が加わることで自動操縦が解除されることへの注意不足も指摘されており、これらには自動化への過信と理解不足という問題が存在している。

さらに前輪格納庫の照明スイッチの場所がわかりにくかったという問題点である。飛行中に床下の格納庫を開く状況とは大なり小なり異常事態であるから、ドアを開ければ自動的に照明が点灯するような設計時の配慮が必要であった。

そしてクルーが高度の異常に気付くことができた最後のチャンスを奪ったのは、管制官の問合せがあいまいな形だったからである。ここでは「二〇〇〇フィートを離れて高度が低下しているようだが大丈夫か？」と具体的に質問すべきだったのである。

航空界で「イースタン４０１」といえばこの事故だと通じるように、ハイテク機のさきがけであるトライスター機で発生したこの事故は航空関係者に多くの教訓を与えるものであった。そして航空にとどまらず「自動化と人間」に関わる多くの産業現場や研究者に、新たな課題を与えるものであった。

3　ヒューマンファクターとは？

ヒューマンファクターの定義

前節で紹介したイースタン４０１便の事故でもわかるように、一つの事故が発生するにはさまざまな原因や背景が存在している。航空機に限らず人間と機械などで構成されるシステムにおける弱点をさまざまな立場から扱う学問や技術の領域をヒューマンファクター（ズ）（human factors）と呼んでいる。細かな定義の違いは学者や国によっても存在するが、ヒューマンファクターとは「人間に関するさまざまな学問領域（行動科学、社会科学、工学、生理学など）からの学際的な知見を活用し、人間と機械が協調的に働く必要のあるシステムに応用することによって、エラーの減少、人間能力の最適化と健康・生活の向上、生産性・安全性の向上を目指す応用科学」と定義することができる。

注意しないといけないのは、「その事故には過労というヒューマンファクターが関与していた」というように人的「要素、要因」といった意味で使われることも多々あることである。また米国においてhumanfactor学といった場合、ヨーロッパのergonomics、日本における「人間工学」に対応する学問の名前としても用いられている。細かい差異にこだわるよりもこのような学問領域が存在し、数多くの産業領域において現場担当者と研究者の連携によってたゆみない努力が続けられている領域であることを理解して欲しい。

ＳＨＥＬＬモデル

人間と機械が関わる様々な現象を合理的に分析するのに便利な考え方としてＳＨＥＬＬモデルがある。これはＫＬＭオランダ航空のボーイング７４７の機長であり心理学者でもあったホーキンズ（Hawkins, FH）が一九八七年に提唱したものである（図2–1）。

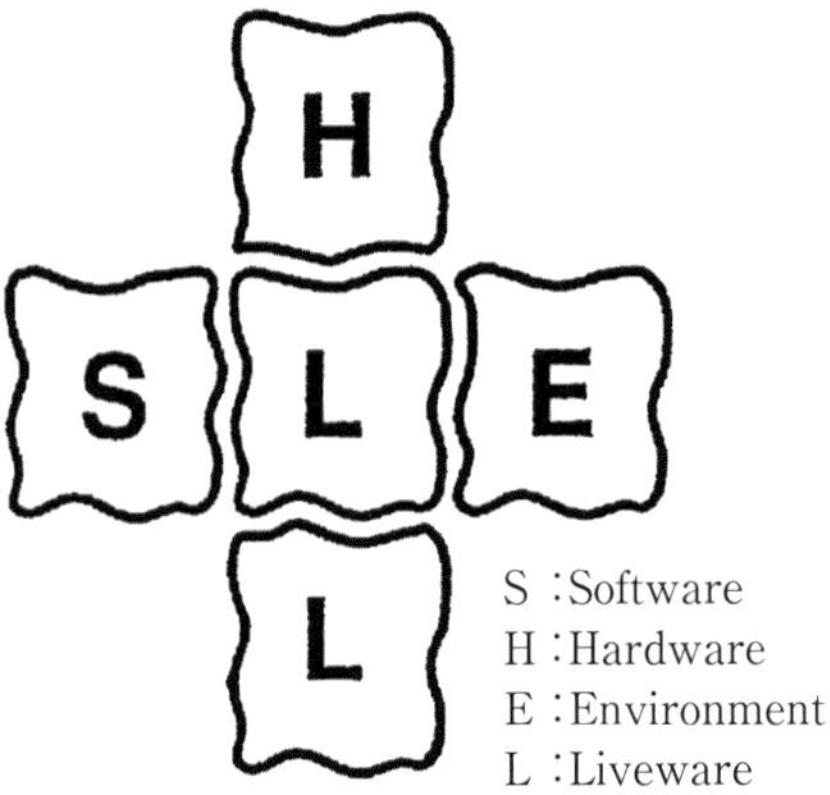

図2–1　SHELL モデル

ＳＨＥＬＬの各文字は、次の五つの内容を表している。Ｓは作業の手順や規則、教育訓練方式などの要因を表すソフトウエアのＳであり、Ｈとは機械、装置、設備、施設などの要因を表すハードウエアのＨである。Ｅは作業する場の温度、湿度、照明などといった作業環境の要因（Environment）を表すＥである。そしてＬは、人間（Liveware）のＬである。中央のＬはその作業を行う当事者を表し、もう一つのＬは同僚や上司など周囲の人間を表している。

人間が関わる様々な作業とその不具合を分析するにあたっては、これらの五つの要素に分けて問題を整理し、各要素間の相互作用も含めた分析を行うことが重要である。

例えば、高温多湿の作業現場で使いづらい機械を使用することが強要されているような状況で発生した労災事故では、SHELLモデルに基づいて次のような問題点が抽出されよう。まず機械の使いにくさというHの問題。高温多湿の環境というEの問題。使いづらい機械や劣悪な作業環境を放置していたL（管理者）の問題。さらに機械の使いづらさに人間の方が無理して歩み寄っていたというL（当事者）とHの関係。高温多湿の環境下に無理をして働いていたというL（当事者）とEの関係。劣悪な環境で使いにくい機械を押付けられていたというL（当事者）とL（管理者）の関係などといった問題点が抽出されるわけである。

このSHELLモデルはもともと一九七二年エドワーズによりSHELモデルとして提唱されていたものをホーキンズが改良したものであるが、エドワーズのモデルではL（人間）が一つしか書かれていない。さまざまな事故・システム・組織を捉えるためには、当事者とその周囲の人間や組織との人間関係も極めて重要であり、そのような理由もあってLを二つ入れたホーキンズのモデルが広く世界的に普及しているのである。

このモデルはさまざまな領域に応用されている。マネージメントの重要性を説く河野は、このSHELLモデルにmを追加したm-SHELLモデルを提唱し、さらに医療システムの領域には患者のPを入れたP-mSHELLモデルが有用であると併せて説いている。いずれにせよホーキンズ機長が提唱したSHELLモデルの普遍的な有効性には変わることはなく、ヒヤリハット事例の解析だけでなく日々の日常業務を振り返る意味でも、基本としてのSHELLモデルは大変有益なものといえよう。

ハインリッヒの法則とヒューマンファクター

重大事故とは決して突然に発生するものではなく、なんらかの幸運でそこまでに至らなかった同様のケースが多々存在するものである。アメリカの産業心理学者であるハインリッヒは、さまざまな事故統計を調査した結果、一件の重大事故（アクシデント）の背景には、二九件の準事故（インシデント）と三〇〇件の無害な不具合があるという統計を出した。これはハインリッヒの法則として安全に関する様々な場面で紹介されているものである。

ハインリッヒの法則がヒューマンファクターにとって重要なことは、二九件の準事故や三〇〇件の無害な不具合の段階で十分な調査と対策を行うことが、一件の重大事故を予防するためには不可欠であることを広く世に知らしめたことである。

そのためには日常の人間活動の中で発生している小さなエラーや不具合の事例を集積し、先に紹介したＳＨＥＬＬモデルをはじめとするヒューマンファクターの様々な手法を用いて解析することで重大事故の予防につなげることが重要なのである。そしてどんな些細なエラーや不具合であっても不精がらずに正直に報告できるような情報収集システムが不可欠である。さらにこのような報告システムとはより重篤な大事故を予防するためであり当事者の人事考課や処罰を目的とするものではないという意識を組織や国家全体で共有することが、事故予防のために報告システムが上手く機能する大前提となるのである。次章からはエラーと安全についてヒューマンファクターのさまざまな観点から論じていきたい。

第2章　ヒューマンファクターの基礎

1　エラーから逃れ得ない人間の生理

医療事故に関するアメリカの有名な報告書の副題にTo Err is Humanという言葉が挙げられているように、人間にとってエラーは避けられないものである。KLMオランダ航空の機長であり著名な心理学者でもあったF・H・ホーキンズは、人間が犯すエラーの頻度を次のように報告している。電話のダイヤルを廻すときは二〇回に一回、単純な繰返し作業は一〇〇回に一回であり、単純作業において人間は五%から一%の割合でエラーをおかすことになる。さらに整備された作業環境下においても一〇〇〇回に一回はエラーをおかすと報告している。人間はどのようなメカニズムでエラーをおかすのだろうか？　この疑問については、心理学者、生理学者、認知科学者、教育学者など様々な立場から研究や調査がなされている。本章では、人間がおかすエラーに関する代表的な事柄について説明してみよう。

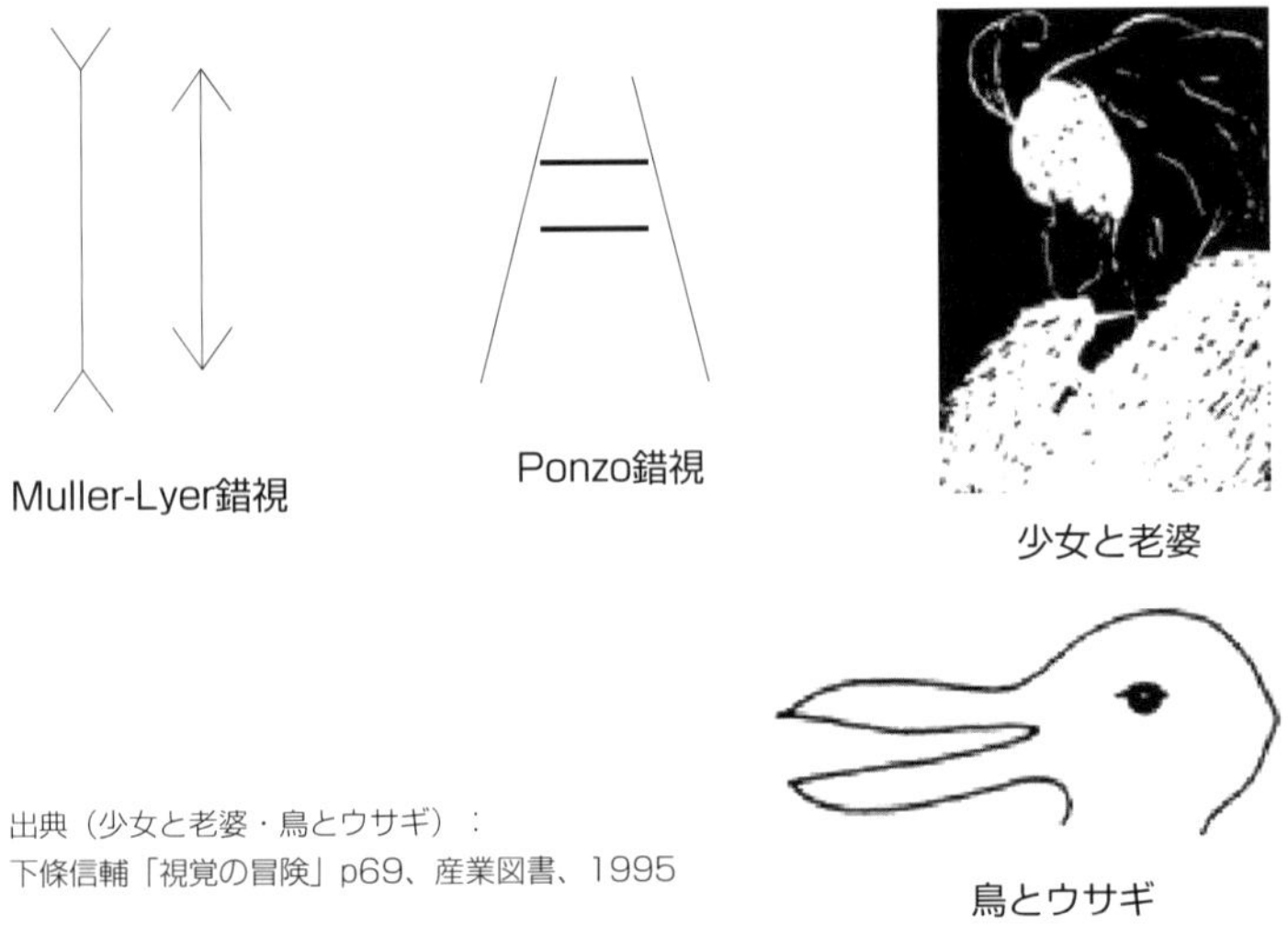

出典（少女と老婆・鳥とウサギ）：
下條信輔「視覚の冒険」p69、産業図書、1995

図2-1　視覚と認知

錯　覚

人間のエラーには視覚が絡んだものも多い。人間の錯覚については古くから多くの研究がなされてきた。ここで紹介する四種類の図形は古くから心理学の教科書で紹介されてきた「錯視」の例である。Muller-Lyerの錯視ではフィンが外側を向いた方が長く見え、Ponzo錯視では上の水平線の方が長く見えるのが普通である。このような単純な図形だけでなく、受け取る人間がどのように認知し解釈するかによって同じものがまったく別に見えてしまうことがある。「少女と老婆」の図形において瀟洒な少女の顔とスカーフと認知されている図柄が、老婆として認知される時には老婆の鷲鼻と長い顎として認知されている。「鳥とウサギ」の図でもまったく同じものを「二本のクチバシ」とも「耳」とも捉えることが可能である。この二つの図形で少女ととるか老婆ととるか、鳥かウサ

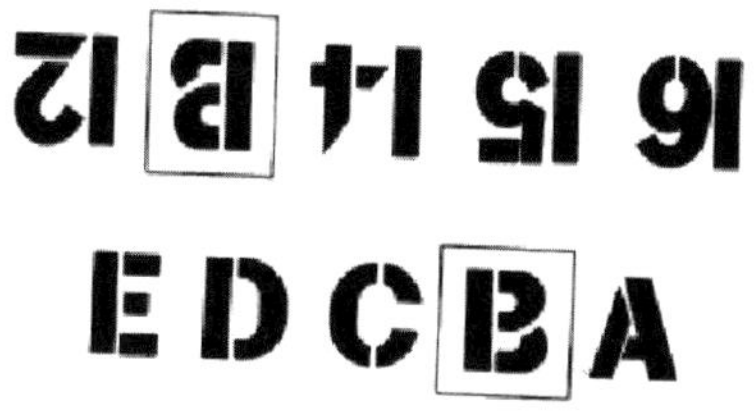

Bと13

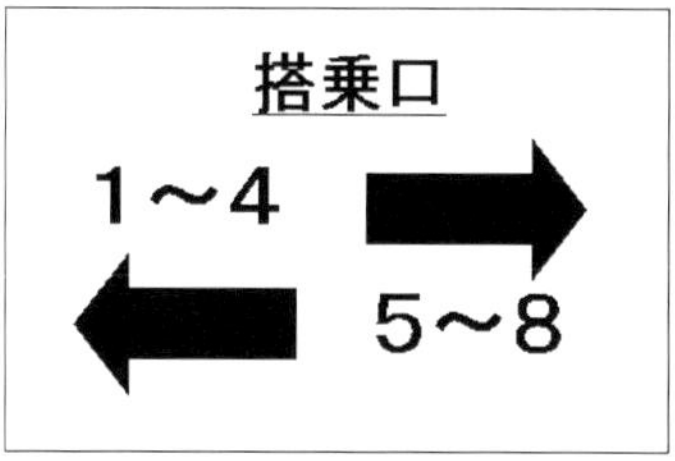

紛らわしい表示

図2-2

ギかは、同一の人間においても時それぞれにおいて、違ってくるのではないだろうか？　その背景には先入観や深層心理から解釈することも可能であろうが、単一の原因に帰することは困難であり無意味なことであろう。

図2-2はもう少し実社会に関係したものである。同じ文字が上段では13と認知され下段ではBと認知されることが普通である。これは上段では前後の12、14という、下段ではA、Cという文字のならびから、一八〇度反転した同じ「形」を異なったものとして認知しているのである。視覚情報一つとっても人間は大脳皮質で高度の認知処理を行っているわけであり、そこには単なる光学的な情報でなく、それまでの知識や常識などに基づいた「先入観」「文脈」として認知しているわけである。「紛らわしい表示」は見る人の先入観によって全く逆に解釈される一例である。一番ゲートに向かう場合、矢印と数字の関係を上下の組合せと捉えれば左側に進むこととなり、左右の組合せと捉えると右に進むこととなる。Bと13の区別の場合でも、下段の文字列は実は何かの暗証番号で「EDC13A」と読み取るべきものかもしれない。

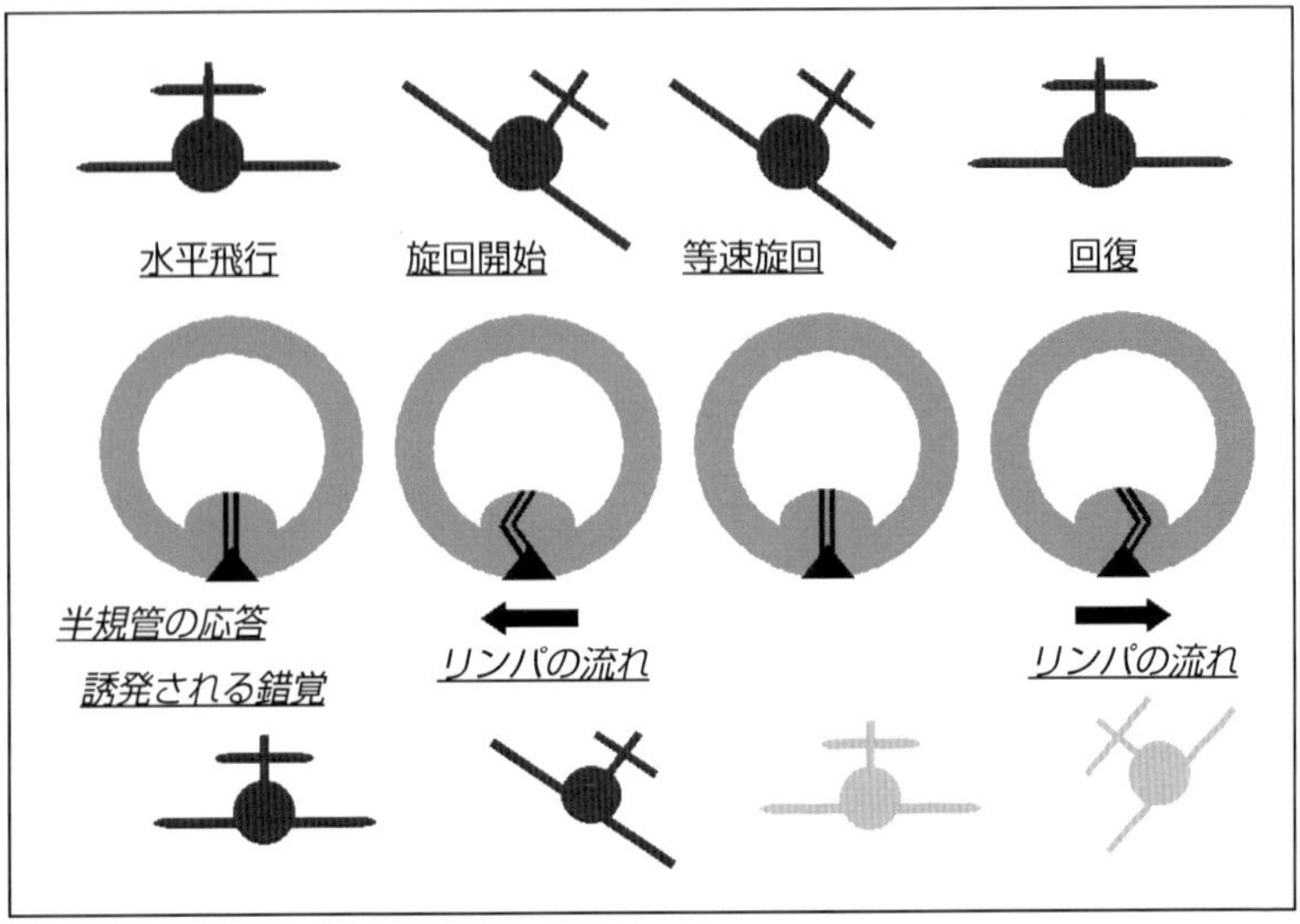

図 2-3　三半規管の錯覚

人間が陥りやすい錯覚は視覚だけではない。航空において古くから重要視された錯覚として三半規管や重力の錯覚がある。人間が「回転している」と感じるのは、視覚とともに内耳の三半規管からの情報である。三半規管内のリンパ液の動きが膨大部稜のcupulaと呼ばれる毛細胞を刺激し回転感覚を発生させるわけである。飛行機が旋回を開始した時その加速度に応じて三半規管内のリンパ液が移動し、旋回の開始が感知される。飛行機の旋回速度が一定になるとやがてリンパ液の流れも停止する。このあと飛行機が旋回を中止し水平飛行に戻った際には、発生した逆方向の加速度によって三半規管内には逆方向のリンパ流が発生してしまう。

この時外界の視覚情報が明瞭ならば問題はないが、雲の中などではパイロットにとっては実際には水平飛行を行っているのに逆方向に傾いていると錯覚してしまうのである。この錯覚によって機体の姿勢制御を誤り墜落した事例も多い。もちろん飛行機の姿勢を示す計器が装備されており、雲中飛行ではかならず計器からの情報を優先することがパイロットの基礎教育において徹底されている。加えてここで紹介した三半規管の錯覚による墜落事故自体も古くからパイロットの初期教育において徹底されてきた。それでも操縦士自身の錯覚が信じられず「計器の故障に違いない」と考えて、操縦を誤る事例が現在でも存在しているのである。このことは高等教育を受けたプロにとっても、人間の錯覚とは御しがたい「生理的」なものであることを示しているのである。

また水平飛行中に飛行機が加速した際には、あたかも飛行機が上昇したような錯覚が発生することがある。これはパイロットの重力のベクトルと水平方向への加速度のベクトルが合わさって斜め下に働くためである。このため水平飛行の状態を保とうとして、思わず操縦桿を押し込んでしまい、実際には降下してしまうこともあるという。逆にこのような重力に関する人間の錯覚を上手く利用したのが「フライトシミュレーター」である。シミュレーターを傾けることで中にいる訓練生に加速感や減速感を与えることができるのであり、これは遊園地などのアトラクションにも利用されているものである。

このように人間の錯覚には、「少女と老婆」で紹介したような心理学者のお遊びといえるような他愛無いものから、実社会の中で致命的な結果をもたらしうる錯覚まで存在するのである。このようなことは個々の五感からの情報だけでなく、もっと複雑な情報のやりとりでも見られるところである。

思い込み

錯覚の項で説明したように人間は物理的な刺激をそのまま理解しているわけではない。日常生活の様々な人間行動においてもそれまでの経験や心理的な欲求に基づいて認知、解釈する傾向がある。またいくら教育訓練を行っていても、目の前の刺激に短絡的に反応してしまう傾向も存在するのである。これは疲労とか直前の強い経験によって誘発されるものである。

この良い例が「オートマ」車のシフトレバーに関する事故である。その典型的な事例とはシフトレバーを「N」に入れて信号待ちをしている場合である。信号が変わり後ろからクラクションで急かされ慌てて前進しようとして思わずシフトレバーを前方に入れてしまい、車は急激にバックしてしまうという事故である。このような事故ではマニュアル車を日頃運転しており（マニュアル車の一速は「前」）、信号待ちの最中に同乗者との会話に気を取られたり、睡魔や疲労でぼおっとしていたという背景が存在することが多いのである。

このような事故は「若葉マーク」の初心者に限定されるわけではなく、ベテランのバス運転手が勤務明けにオートマの自家用車で起こしてしまうことも当然予想されるのである。一〇mgと一〇mlをとり違えるといった注射薬の単位取違えにおいても、ベテラン看護師ですら疲労と睡魔が重なる深夜勤務時など、直前に準備した別の注射薬の容量の記憶から影響を受けて生じうるのである。

人間は慌てると古い記憶が出現してしまうものであり、疲れによる生理的影響や会話による注意散漫などの悪条件が重なってエラーが誘発されるのである。このような悪条件の重なりでエラーが誘発されることを産業心理学などではError Inducing Contextと呼んでいる。さまざまな事故調査における最大の目的が当事者の処罰ではなく再発予防であることは、本書でも繰返し述べていくこととなるが、事故背景に潜むエラーを誘発した「文脈」を抽出して予防に生かしていくことが重要である。

2 人間行動のモデル

人間に限らず生物は外界から入手した情報を神経系で情報処理し、自らの運動として出力している。医師が膝をハンマー（打腱器）で叩いて膝蓋腱反射の状態を調べることは、医療従事者以外でもよく知られていることであるが、この反射中枢は脊髄にある。このような原始的？な情報処理だけでなく、人間の様々な行動をモデル化して研究することは、大脳生理学者、心理学者、人工知能を研究するコンピュータ工学者など様々な立場の研究者が取り組んできたことである。ここでは学習やエラーの立場から人間の行動を捉えたモデルを紹介してみよう。

ラスムッセンによる人間行動の分類

ラスムッセンは人間の行動を知識ベース、規則ベース、熟練ベースと分類した。これは我々が自動車の運転から飛行機の操縦や手術の操作に至るまで様々な種類の手技や操作を習得していく過程に当てはめると便利なものである。

知識ベース（knowledge-based behavior）の行動とは、初めて自動車を運転する時のことを想定してみると良い。教習所の学生はシフトレバーやサイドブレーキを確認した後、エンジンキーを廻し、ブレーキペダルを踏みながら、シフトレバーをドライブに入れ、サイドブレーキを解除する。これらの行動を一つひとつ頭のなかで復唱しながら行っていることは容易に理解されるだろう。

初めて採血を行うような新人医師や看護師の行動も「知識ベース」の行動といえる。まず必要な種類のスピッツ（採血用試験管）を揃え、注射器に目的の太さの針を付ける。患者さんの腕に駆血帯を巻き、アルコール綿で拭きながら、上手く刺せそうな血管を捜す……という段階を一つひとつ考えながら行っていくのである。

このような行動とは、個々の段階を考えながら行う「非自動的」な行動である。多くの行動を並列処理するわけにはいかず、処理速度も遅く、疲労も大きい。その場その場で状況に対処するという点で「創造的」ともいうことができる。

規則ベース（rule-based behavior）の行動を、自動車の運転で例えると、運転操作自体には習熟しているものの、地図や助手席の指示に従って走っているような段階である。二つ先の信号を右折するから右折車線に移った方がよいだろうとか、ここは一方通行だからどこか近くの道を探そうとかいうように、周囲の状況や規則（ルール）に基づいた判断を場面毎に行っているような行動である。

規則ベースの行動では、シフトチェンジとかブレーキ操作などの基本操作はある程度考えなくてもできるが、どの道を曲がろうかなどといった上位の段階についてはその場その場の判断を要しているから、「半自動的」な段階の行動と言える。知識ベースの行動よりは処理件数も増え、速度もやや速くなる。疲労もやや軽く、規則（ルール）に従っているという意味で「模倣的」な行動と言うこともできる。

これらに対し、熟練ベース（skill-based behavior）とは、走りなれた街を走りやすい環境下に運転するバスの運転手の行動にたとえることができる。運転の手順も道筋も体に染み付いており、どこの交差点では渋滞しているとか、どこのバス停では小学生がふざけていることが多いから注意しなければならないなどという高次元の情報も、なかば無意識に活用しながら行動している、まさにプロの行動ということができる。オリンピック競技に出場するような体操選手や熟練した外科医が行う縫合操作なども熟練ベースの行動ということができよう。

熟練ベースの行動では、一つひとつの手技から高次の状況判断までが一連の流れのなかで極めてスムーズに行われているという点で、「全自動」「習慣的」ということができる。バスの運転手が安全快適な運転を行いながら車内放送を行っているように、複数のタスクを平行して早く行うことが可能であるし、疲労も少ないのである。

人間の情報処理モデル（ラスムッセン・黒田のモデル）

人間の情報処理過程については、医学、心理学、コンピュータ、数学など様々な立場からモデル化が提唱されている。ここでは人間の行動とエラーを見つめる上で有用なモデルを一つ紹介したい。図2-4に示したラスムッセン・黒田のモデルは、熟練ベース・規則ベース・知識ベースの三段階の行動において人間に入力された情報がどのように処理されているかをモデル化したものである。

最も反射的な熟練ベースの行動では、人間が検知したSignalに対し「感覚操作パターン」として即座に自動的な反応を起こすプロセスとしてモデル化されている。これはテニスの球を打ち返したり、

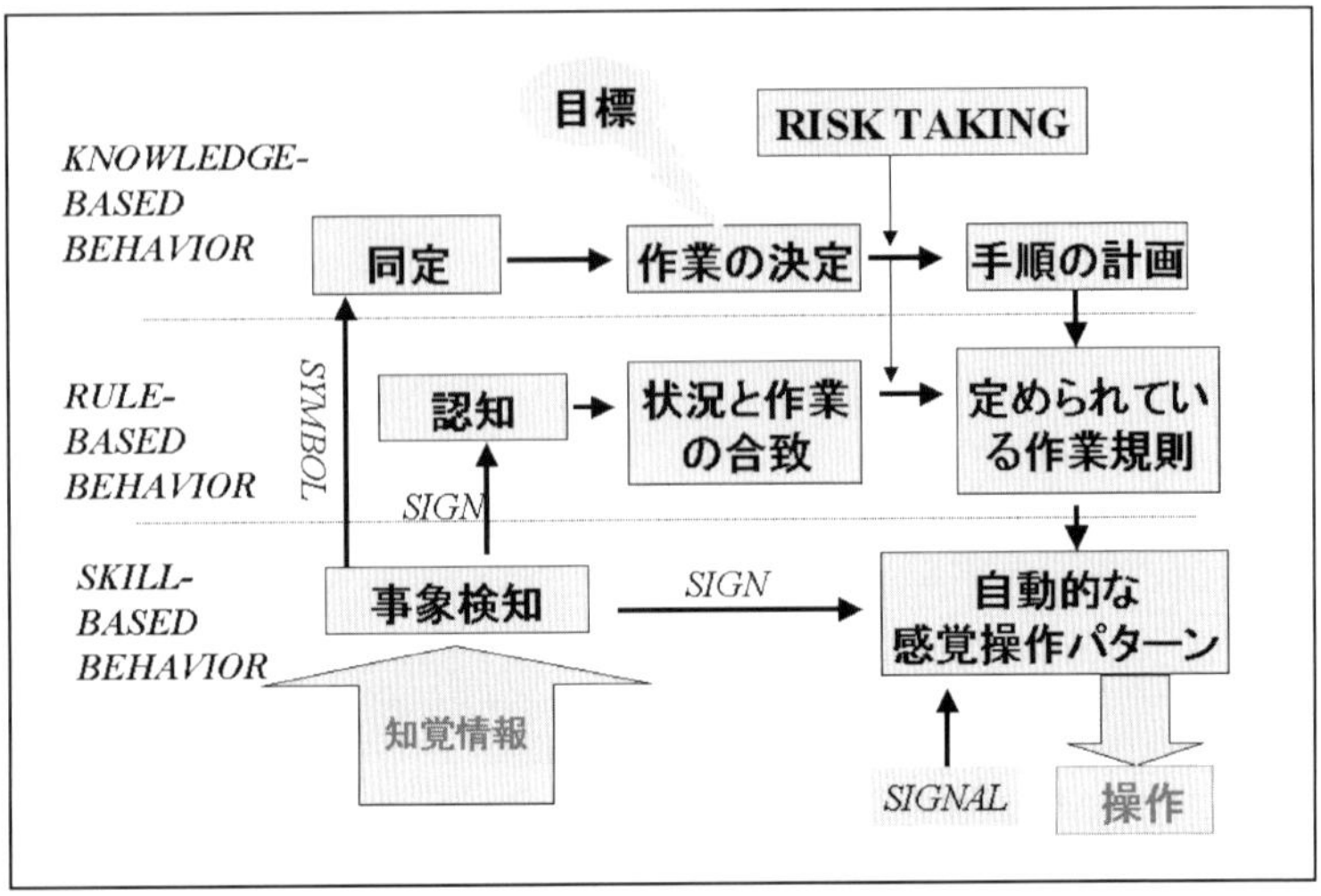

図2-4　人間の情報処理モデル（ラスムッセン／黒田のモデル）

自動車の運転時にとっさに障害物を回避したりする際の行動である。またもう一つの熟練ベースの行動では、検知した知覚情報はSignとして送られこれに反応した自動的な操作パターンとして行動に移されるものとされている。これは空いている幹線道路をストレス無く運転中に信号が赤に変わった際、ほぼ自動的にブレーキ操作を開始するといった行動が良い例である。

規則ベースの行動では、知覚情報はSignとして「認知」されるが、反射的に行動に移されるのではなく、周辺の状況とこれから行うべき行動が整合しているかどうかを判断し、これまで学習してきた作業規則などと照らし合わせたのち行動に移されている。さらにその行動に際しては一定のリスク判断も併せて行われているのである。

みぞれ交じりの夕刻にやや混み合った高速道路を時速一〇〇㎞で運転中、はるか前方に渋滞で止まっている車列を発見した場合を考えてみよう。「渋滞した車列」という事象の存在が認知されたことに続き、ブレーキ操作の強弱とタイミング、エンジンブレーキの使用、車線変更、ハザードランプの点滅などの一連の行動が、周囲の状況、自動車の性能や癖、交通法規等を総合的に照らし合わせて決定され行動に移される。そして一連の判断と行動にはスリップや追突のリスクが、意識・無意識を問わず加味されているのである。これが規則ベースの行動である。

知識ベースの行動では、検知した事象がSymbol（象徴）として受領され、その事象がどのようなものであるか同定、解釈することから始まっている。ついでその解釈などに基づいて目標と照らし合わせて行うべき作業を決定する。その作業に内在するリスクを認識しつつ作業計画を立て、学習してきた「作業規則」と照らし合わせて行動に移すというようにモデル化されている。

緩やかな下りが続く幹線道路で、ブレーキペダルの感覚がおかしいことに気づいたとしよう。この異常感覚がブレーキの故障であると同定するためには、ブレーキを反復して踏み込み、速度や音の変化を見ることなどいくつかの作業が必要である。そしてブレーキが効かないことが同定された場合に作業目標が決定されなければならない。自分はどうなってもよいから同乗者の安全を最優先にするのか、自分だけは助かりたいのか、車体もできるだけ傷つけないようにするのかなど、様々な目標があるであろう。想定されるリスクも周囲が深い谷であるのか、平たい牧草地であるのか、前後に大型タンクローリーが走行しているかなどによって異なってくるのである。もちろん頑強さを売り物とする高級輸入車なのか、軽自動車であるかでも違ってくる。このような緊急時の想定事例が単純なモデル化に馴染まないことは事実であるが、なにはともあれ「自動車を止める」という作業が決定されたのち、エンジンブレーキやサイドブレーキの使用、あるいはガードレールに車体を擦り付けて制動力の補助とするなど、これまでの知識や過去の事例を参考にした種々の作業が実行に移されるわけである。

このように知識ベースの行動とは行動に移る前に、外界の状況を同定し、それに見合った行動計画を作成、その行動のリスクと妥当性を評価するという過程が含まれているのである。

3 エラーの分類

前節では人間行動の分類とモデルを紹介した。本節ではエラーに関するいくつかの分類を紹介しよう。文系、理系を問わず「分類」という行為は学問の基本であるが、分類する対象が同じであっても分類を行う立場が違うと全く違う分類となってしまうこともある。完璧な分類法など存在せずどのような分類方法においても分類不能な事柄が出てくるから、「分類の屑篭」として「その他」という分類項目をかならず設けないといけないと話す解剖学者もいる。とかく学者は分類をしたがるものであるが、現場で実務に携わっている人間にとっては学者の独りよがりのように感じることもないわけではない。本節で紹介するエラー分類も完璧なものではないが、日々の医療行為を振り返る際の参考として、時には有用なものである。

リーズンのエラー分類

リーズンはエラーを意図の有無と原因に基づいて四つに分類している。意図しないエラーとしてスリップ（Slip）とラップス（Lapse）を挙げ、意図的なエラーとしてミステイク（Mistake）と違反（Violation）を挙げている。

スリップとは、熟練（スキル）ベースの行為を行う段階で「うっかり」したために発生するようなエラーである。その例として「飼い犬を呼ぼうとして夫の名前を呼んでしまった」（干渉）、「外出時に傘を探し出しているうちに書類鞄を持ち出すのを忘れた」（省略）、「蓋を取らずに缶ビールを注ごうとした」（不順）などである。

ラップスとは短期記憶の蒸発によるエラーである。「仲人の挨拶中に新婦の名前を忘れた」「つり銭をもらうのを忘れた」「なにを言おうとしていたかを忘れた」といったものである。

ミステイクには、規則（ルール）ベースの行為において手段や規則の選択を誤るエラーと、知識ベースの行為における思い込み・過信・過小評価等によるエラーがある。手段の選択を誤るエラーとは、速度制限二〇kmの一方通行の小道を速度六〇kmで逆走したドライバーを一方通行違反として取り締まるようなものである。思い込み・過信・過小評価によるエラーとは、以前単なる二日酔いで受診した患者が再度深夜に悪心（吐き気）を訴えて救急外来を受診した際に、以前の記憶にとらわれしまい腸閉塞のような重症疾患の可能性を失念してしまうというようなエラーである。

違反（バイオレーション）には、日常的バイオレーション、例外的バイオレーション、サボタージュがある。「この高速道路は八〇km制限だけど、一〇〇kmまでは捕ったことはないらしいから……」

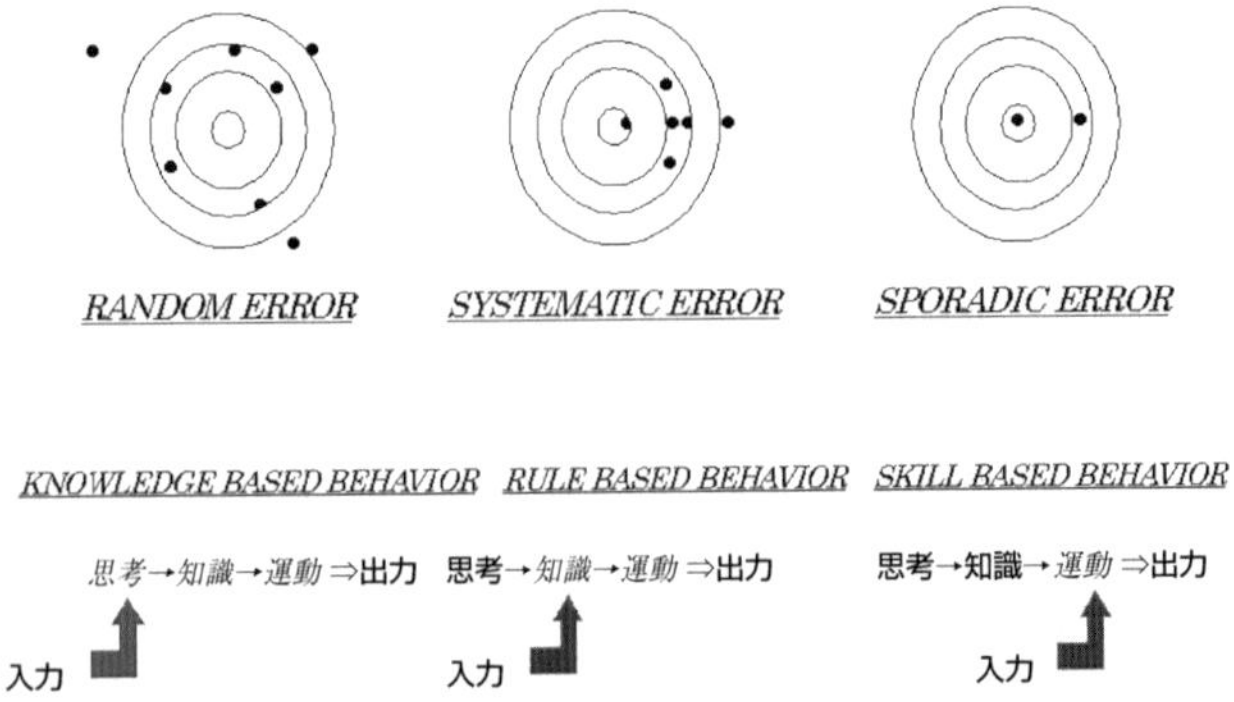

図 2-5　エラーの分類と人間行動

というのが日常的バイオレーションであり、「昨年、内視鏡検査したときにはこの患者さんに肝炎はなかったから、（院内規則では半年以上経ってるから施行すべき）肝炎検査は時間も掛かるし今回は（たぶん大丈夫だろうから）省略しよう」といった例外的バイオレーションである。そしてサボタージュとは文字通り、意図的に「サボる」ことである。

習熟度からみたエラー分類

物事の習熟度と関係したエラーの分類として図のようなエラー分類がある。射撃競技を想定してみよう。射撃の初心者は「的」をアトランダムに外すことであろう。このようなエラーがランダムエラー（random error）である。教育訓練によって次第に習熟度が増してくると「的」の外し方には一定の傾向が出現してくる。これらの原因には射撃手自身の癖やライフルのスコープ自身の誤差などの要因が想定されるが、このようなエラーをシステマティックエラー（systematic error）という。「弘法も筆の誤り」というように熟練者でも的を外すことがある。このようなエラーをスポラディックエラー（sporadic error）という。

射撃を例に挙げたが、このエラー分類は、さまざまなスポーツだけでなく外科縫合における運針手技、航空機が着陸する際の着地ポイントなどの場面に良く当てはまるものである。さらに運針、射撃、着陸などといった個々の手技だけでなく、より上位の作業（手術、フライト、経営判断）においても当てはめることができるものである。

そしてこれら三種類のエラーは、ラスムッセンによる人間行動の分類と対応するものである。ランダムエラーの段階では、外界からの刺激を一つひとつの手順を考え、知識と照合して、行動に移す知識ベースの行動といえる。システマティックエラーの段階とは、外界の状況と知識（ルール）と照合して行動に移す規則ベースの行動といえる。そしてスポラディックエラーの段階とは、外界からの刺激が行動に直結した熟練ベースの行動なのである。

さらにこの三種類の分類は、エラー対策にも対応している。すなわちスポラディックエラーを繰り返す段階の初心者にとっては、教育訓練が重要である。航空機の操縦や縫合手技においてはシミュレーターの活用も有用である。ともあれ反復訓練によって体（と頭）で覚えることが有効である。

システマティックエラーでは当事者自身や道具の癖を修正することも大事であるが、そのエラーの背景に潜む作業手順や労働環境といったシステム全体の問題点を発見し修正することが重要となる。かつて特定の戦闘機に着陸時の車輪の出し忘れが多いことが問題となったことがある。詳細な作業分析の結果、その戦闘機は、車輪を出す時期に他の機種とくらべてより多くの操作が集中していることが判明した。またその機種では車輪が出てないことが構造上地上からもわかりにくかったことも判明したのである。これは設計上の不具合に起因するシステマティックエラーといえよう。

これに対して、スポラディックエラーとは熟練者でも一定の確率で発生しうる不可避のエラーである。このようなエラーに対しては当事者への教育訓練では防ぐことができない。また当事者の処罰もナンセンスである。個々の機械や道具において物理的にエラーが発生できないようハードウエア面での対策も重要であるし、一定の確率でエラーが発生することを前提として、発生したエラーによる影響を最小限にするようなチェック機能も重要である。このような意味でスポラディックエラーの対策は教育訓練ではなく、現場の人間や機械から組織全体に至るまで様々な次元におけるエラーマネージメントが必要である。そしてこのエラーマネージメントにはその時代の技術水準において可能な限りのエラー対策を施すこととともに、万全なエラー対策においても避けられないエラー発生の可能性について社会や顧客（患者）に対し情報開示することも含まれるのである。

その他のエラー分類

スウェインの分類　スウェインはエラーを、コミッション（Commision）エラーとオミッション（Omission）エラーに分類した。コミッションエラーとは、「遂行したが誤ったことをしてしまった」エラーであり、オミッションエラーとは「必要なことを遂行しなかった」エラーである。さらにコミッションエラーは「選択・順序・タイミング」の誤りと「操作量の過剰・過小」などの質的誤りに分類される。

手術の場面で例示すると次のようになる。電気メスでは止血することができない血管に電気メスを使用して出血をきたすのは、「選択のあやまり」に分類されるコミッションエラーといえる。腸管の近くの小出血を電気メスで止血しようとして腸管自体に熱損傷がおよび穿孔が生じてしまうのは、質的誤り（操作量の過剰）に分類されるコミッションエラーである。手術終了前にガーゼや手術器具数の点検（カウント）を失念することで発生する体内への異物の遺残はオミッションエラーである。

可逆エラーと不可逆エラー　発生しても元に戻せるものを可逆エラーといい、戻せないものを不可逆エラーという。患者に投与する点滴ボトルに異なった患者のネームシールを貼った場合を想定しよう。シールを貼った段階では可逆エラーであるが、異なった薬剤が患者さんの血管内に入ってしまった段階では、その薬液を回収することは不可能なので不可逆エラーである。いわゆる「覆水盆に帰らず」である。

当事者エラーと組織エラー　古くから事故現場の当事者が第一の責任者として追及され処罰されることが内外問わず行われてきた。しかし近代科学の進歩により巨大システムとしての化学プラントや交通システムが出現してきたなかで、単に直近の当事者のみに責任を帰すことが適当でない事例が数多く出現してきた。そして人間工学や安全工学などの学問と技術の発展により安全のために人間と機械を全体として捉えてシステムが設計されるようになった。ところが機械や手順を整備しても、事故の背景には企業や社会、法律・制度などの要因が存在することも判明してきた。このような立場からのエラー分類が「当事者エラー」と「組織エラー」である。

ある病院で新人の看護師が休日にふつうの胃散と抗癌剤を間違って投与したと想定しよう。間違った薬剤を選択したこと自体は看護師の「当事者エラー」であるが、このような事例の「組織エラー」としては次のような背景を想定することができる。「この病院では休日には薬剤師が居らず看護師が薬局に取りに行っていたが薬剤棚は判りにくく整備する予算もなかった。半年前に経営者が変わり多くのベテランスタッフが退職しただけでなく、これまで使い慣れた薬剤も経営合理化の観点からたえず安価な後発品（ジェネリック薬と称されている）に変更することを繰り返していた」。

このような場合、若い新人看護師あるいはその日の当直医の当事者エラーのみが追及されることは不合理ではないだろうか？　この病院自体（架空の事例である）にも組織エラーがいくつも存在している。さらには全く違った薬効を持つ薬が似たような商品名で販売されていること、そして同じ薬効を持った薬の後発品には「似て異なる」膨大な数の商品名が存在しているという業界や行政レベルの組織エラーが存在することも事実である。

分類という行為自体にも限界が存在する。さまざまな事故や不祥事の調査においても事例の分類だけで報告書が一件落着とされることも問題である。しかし本節で紹介したようなエラー分類の根底にあるエラーに対する基礎的な考え方を知ることは、日常業務における自他ともどもの行動と失敗を客観的に捉えるという点からも有益であろう。

4　ポピュレーション・ステレオタイプ

図2-6はアメリカと日本の典型的なホテルの浴室にあった給湯栓である。日本人の旅行者にとっ

て米国の歴史的な給湯栓を前にして、どのように操作するか頭をひねることが多い。シャワーと浴槽の切替え、温度の調節、湯量の調節など、頭から冷水を被りながら施行錯誤された読者を少なからず居られると思う。これにくらべて日本のホテルの給湯栓では、熱湯と冷水は赤と青で色分けされ、浴槽からシャワーへの切換えは中央のノブを「引き上げる」ようになっている。さらにこのノブはシャワーを止めると自動的に浴槽への給湯に切り替わるようになっている。

人間工学的には日本の設計の方が親切なように思えるが、生まれ育って以来慣れ親しんだデザインへの慣れというものは無視できないし、逆に日本のホテルで頭を捻っている外国からの旅行者も多々居られることだと思う。

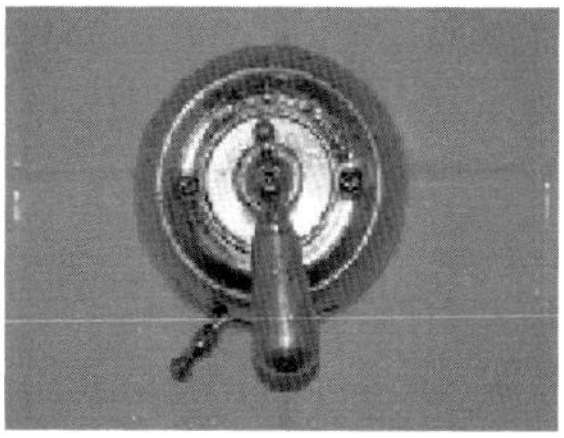

米国の給湯栓

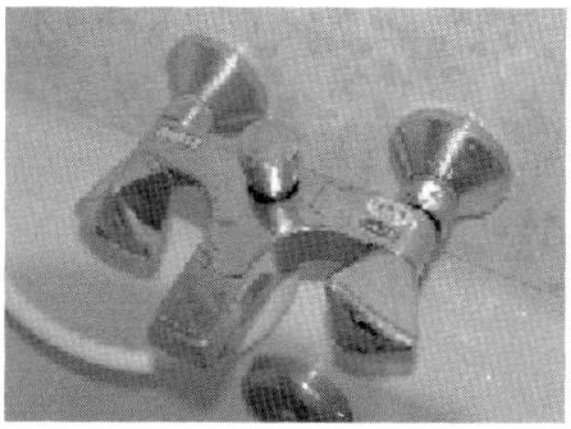

日本のホテルの給湯栓

図2-6　さまざまな給湯栓

少し前まで見られたアナログタイプのラジオのチューナーで周波数を上げる場合を考えてみよう。周波数の表示板の左にノブがある場合には反時計回りにノブを廻すことが自然であろうし、右側にノブがある場合は時計回りにノブを廻そうとするだろう。もしこの操作方向が逆だったらどうであろうか？　随分と不親切な設計だと苦情が出るだろうし、生命に関わるような機器では単なる苦情に留まらない問題である。

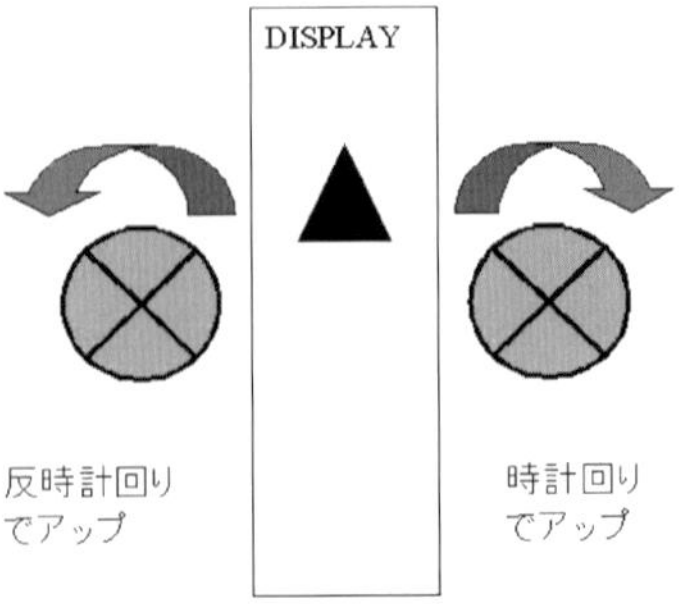

つまみの位置に関係した
2種類のステレオタイプ

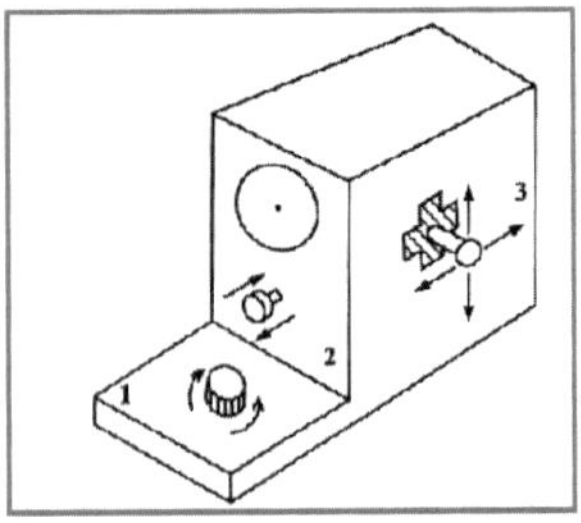

*Population stereotype*の**調査器械**
(Courtney:Ergonomics 37,417,1994)

図2-7　ポピュレーション　ステレオタイプ

このように日常生活の中で無意識に行っている機械や道具の操作方法には集団の中で一定の規則性が存在する。世界的に共通するものもあれば民族や文化・風土によって相違が存在する場合もある。これを人間工学や心理学ではポピュレーション・ステレオタイプ(population stereotype)という。心理学的に定義すれば、「ある刺激に対する極度にスキルベース化された紋切り型の行動パターン」ということもできよう。

機器操作におけるポピュレーション・ステレオタイプを調べるには図2-7のような実験装置を使用する。「スイッチをオン、ボリュームを増加、温度を上げる……」などといった指令に対してどのようにノブやレバーを操作するかを、民族、老若男女、学歴、性格など様々な条件の被験者において調査するのである。

イーストマン・コダック社が行ったアメリカ人が「上下スイッチ」を前にした際のステレオタイプに関する有名な調査によれば、スイッチレバーを「上」に上げる時にアメリカ人にイメージされるのは、「オン」「スタート」

「高」「イン」「開」「上」「増加」「自動」「前」「交流」「プラス」「接続」というような結果が示されている（Ergonomic Design for People at Work, Eastman Kodak, 1983）。

レバーを「上」にあげる操作と「オン」「スタート」「高」「上」「増加」「前」「プラス」などの対応には自然に納得される方が殆どであろう。しかし「イン」「自動」「交流」などについては扱う器具や状況によって感じ方が分かれるのではなかろうか。日本の一般家庭で照明スイッチを点灯させるときには「上がオン」と自然にイメージされる方が多いと思う。アメリカの家庭でも「上がオン」が主流であったが、欧州では「下がオン」が長らく主流であったと聞く。

全く未解決な問題として「色」についてのステレオタイプの問題がある。日本のパトカーの警戒灯は「赤」であるが、アメリカは「青」である。欧米人は「青」を警戒色と捉えることが容易であるが、アジア人にとって「青」はそのように捉えられず、また「青」と「緑」の区別も苦手である。

夜間の空港に行くと判ることだが空港の誘導路は中心線が緑、外縁を青の灯火で表示している。かつてアジア系パイロットが操縦する航空機が夜間、誘導路から脱輪したことがあったが、この時の事故調査書には事故の背景としてアジア人が、青と緑の差に対して心理学的に鈍感であることが添えられていた。長らく青の交通信号が「緑」であり続けてきた日本人にとってはなるほどと頷ける事例でもある。現在工業デザインの世界でも、ＩＳＯにおける一定の国際的な標準化が進められつつあるが、ＥＵ諸国主導で進行していることには注意されなければならない。このようにポピュレーション・ステレオタイプとは、単に人種や風土だけでなく職業などによっても特異性があるものである。

筆者はかつて某病院の手術室で患者保温用マットレスの操作パネルを見て愕然としたことがある。

その米国製の機械では、マットレスの温度を上げるにはノブを下方に廻すタイプだったのであるが、その理由はまったく不明である。別の病院では手術台で患者の下肢を支える足置きを固定するレバーの方向が、隣接する手術室で全く逆方向だったことがある。筆者自身、操作を誤りヒヤリとしたことがある。後の章でも説明するが医療機器においては、他の産業領域に比べてデザインの統一性に欠ける商品が散在している。

機械や道具のデザインの段階からユーザーのポピュレーション・ステレオタイプに配慮することが重要であることはいうまでもない。しかし日々、実際の現場で働いているユーザーの側にとっては使用している機械や道具の操作方法が自分たちのポピュレーション・ステレオタイプの観点から不自然なものではないか？　という疑問を持つことも重要である。日頃は気をつけていても、疲労時や緊急時のスキルベースの行動において、おもわず自らのポピュレーション・ステレオタイプが表に出てくるからである。

不幸にしてそのような機械に遭遇した場合には、使用しないで済むものならば使用中止とすることが最高の対策であるが、現実にはそのようなことがいつも可能な状況ばかりではない。直ちに注意喚起のラベルの貼付し、同僚への注意喚起を行うとともに、納入業者やメーカーを通じて改良を依頼することが必要である。また職能団体や学会のニュースレターや研修会あるいは厚生労働省などへの報告も合わせて重要である。

5　意識レベル（橋本のフェイズ分類）

人間の様々な行動には、当人の体調や精神状態が影響を及ぼすことに異論を唱える人はないだろう。しかし、多少の体調異常や悩み事は「気合い」でクリアしてこそプロフェッショナルである、といった体育会的な精神主義がまかり通る集団が存在するのも事実である。残念ながら医療の現場、とくに外科系医師の中にも依然としてそのような人種と組織が残っているのである。

意識レベルを五段階のフェイズに分類した橋本の分類は、人間の行動能力と対応させて意識レベルを分類するものである。エラーから免れ得ない人間を見つめる際に大変有用な分類であるのでここで紹介しておきたい。

フェイズ0とは、睡眠や意識障害発作が発生した状態であり、「無意識・失神」モードに分類される。外界や自分自身への注意作用はゼロであり、その人間の行動に対する信頼性もゼロである。

フェイズ1とは、疲労困憊・単調からの退屈・居眠りの反復・酒酔いなどといった状態であり、「意識ボケ、subnormal」モードに分類されている。注意作用は活動的でなく、橋本はこの状態の人間の信頼性は九〇％以下としている。

フェイズ2は、安静に起きている状態や休憩中、手馴れた仕事を淡々と行っているような状態であり、「正常・リラックス」モードである。注意の作用は心の内面に向かっており受動的なものであり、この状態における人間の信頼性は、九九％から九九・九九九九％である。

フェイズ3とは活発な精神活動が行われている状態で、「正常・清明」モードである。注意活動も活発で広範で前向きのものであり、信頼性も九九・九九九九%以上とされている。

フェイズ4とは緊急事態に対して慌ててパニックになっている状態であり、「興奮(hypernormal)」モードと称されている。注意は一点に集中してしまい判断もストップしてしまう。この段階では人間の信頼性は九〇%以下に落ちてしまうとされている。

この五段階のなかではフェイズ3が最も人間の能力が高く発揮される状態である。しかし人間がフェイズ3の状態を一定以上続けると疲労によってフェイズ1へと陥ってしまうのである。このため人間の労働環境とは、通常業務はフェイズ2の状態で行い、キーポイントをフェイズ3で行うように設定されるべきものである。

医療行為では全身麻酔における気管内挿管や手術中の消化管や血管の吻合操作などがフェイズ3の意識レベルが求められる段階であり、航空機の操縦では離着陸の段階がフェイズ3である。患者さんの状態が安定している通常の手術においては、腹壁の切開や縫合などの段階は淡々と進められているものであり、脆弱な組織や重要な血管を結紮切離するような重要なポイントではフェイズ3へと無意識に切り替えている。患者の全身状態を管理する麻酔科医も同様であって、執刀医や看護師などと一見リラックスした会話を交わすようなフェイズ2の段階でも、心電計モニター音などのわずかな変化から患者の状態変化を感知しフェイズ3の状態へと切り替えているのである。パイロットでも状況は同様である。長距離国際線の巡航状態に、世間話をしながら交代で食事を取っている最中とはフェイズ2であろうが、エンジン音や気流の急な変化に際して即座にクルーの意識レベルはフェイズ3へと

表2-1　意識レベルの段階（橋本）

フェイズ	意識のモード	注意の作用	生理状態	信頼性
0	無意識・失神	ゼロ	睡眠、脳発作	ゼロ
1	subnormal, 意識ボケ	inactive	疲労、単調 居眠り、酒酔い	0.9以下 (90%以下)
2	normal,relaxed	passive、心の内方に向かう	安静起居、休息、定例作業	2～5nine (99～99.999%)
3	normal,clear	active, 前向き、広い注意野	積極活動時	six nine以上 (99.9999%以上)
4	hypernormal excited	一点凝集 判断停止	緊急防衛反応、慌て⇒パニック	0.9以下 (90%以下)

切り替わるのである。

平均的な胃癌や大腸癌の手術には少なくとも三時間前後を必要とし、食道癌や膵臓癌の手術では七・八時間近くを要するものである。外科医をはじめとする手術スタッフがこのような長時間すべてをフェイズ3の段階であることが人間の能力として困難であることは自明である。これは一二時間近くかかる欧米線など長距離国際線の巡航状態においてクルーに求められる平均的な状態とはフェイズ2であってフェイズ3でないことと同様である。航空や医療に限らずあらゆる領域のプロフェッショナルとは、意識の有無を問わずフェイズ2とフェイズ3を使い分けているのであるし、長時間の作業のなかでパフォーマンスを維持するためには不可欠なことでもある。

航空事故の原因とは論理的にも無関係なコックピットボイスレコーダーに遺されたクルーの会話に対して、不謹慎だとか「弛み」などというように非難されたことがあった。近年の医療トラブルにおいても同様に、手術中に記録されたVTRの音声について重箱の隅を突付くような批判がマスコミや法廷で繰り広げられることがある。「フェイズ2」レベルの通常業務中の記録に対する感情的な対応は直近の当事者の処罰のみに終わり、再発予防のための科学的事故調査を妨げるのみであることは広く周知されなければならないところである。

逆に突発的な大出血や予期せぬ患者さんの急変時において初心者がパニックになっていることは残念ながら散見されるものである。やみくもな止血動作や指示の変更を繰返したり、一点のみに意識が集中してしまうような状態とは、まさにフェイズ4の状態である。過去の航空事故におけるボイスレコーダーの記録でも、まさにコックピットクルー全体がフェイズ4となっていた事例が少なからず存在している。人間とは誰しもフェイズ4に陥るものであるが、如何に早くフェイズ3の状態に回復したか、あるいは「フェイズ3の眼」を持ったチームメンバーの能力を活用したかが、致命的な航空事故からの生還と死を分けてきたのである。

就業状態においてフェイズ0や1とはあってはならない状態であることは当然理解されるところであろう。夜明け近くまで飲酒を続けたあげくそのまま職場に向かうことが許されないことは言うまでもない。しかし人間の人間たるところは、意図せざる理由でこのような状態に陥るところである。数年前新幹線の運転手の「居眠り」が大問題となったことがあったが、丁寧な調査によって当該運転手が睡眠時無呼吸症候群であることが判明した。本症候群に対する産業医学的な関心が広まり、わが国では当該の鉄道会社だけでなく大手航空会社でも早急な対応がなされた。

むしろこの事例で評価されるべきことは、運転手の意識消失発作においても時速三〇〇㎞から数m

の誤差範囲で安全かつ正確に新幹線を停止させえたATC（自動列車制御装置）を始めとする新幹線の運行システムである。新幹線に限らず日本の殆どの鉄道には自動列車停止装置（ATS）が備えられており、運転手の意識喪失や信号無視に対する防御システムが存在している。それ以前の問題として、「夜勤」明けの運転手がそのまま勤務を続けるようなことはあり得ないのが殆どの産業領域の常識である。唯一の例外が日勤、当直、再び日勤という三六時間労働が常識である医師の勤務状況であることは、大いに反省されなければならないところである（もちろん個々の医師が好んでこのような勤務を続けているわけでなく、地域医療システム全体のレベルにおける医療資源の最適化によって解決されるべきものである）。

このフェイズ分類を作った橋本邦衛先生は昭和一三年に東大医学部を卒業した医師で労働生理学を専攻された方である。戦後は日本国有鉄道の労働科学研究所において電気機関車導入時の「一人乗務」に際する労働負荷の解析、新幹線システムにおける人間工学的対策、人間工学的に秀逸な配慮がなされた運転手用の椅子の開発など人間工学に関するきわめて広範な業績を挙げられた。国鉄退官後は日本大学教授としてわが国の人間工学、安全人間工学の礎を築かれた方である。わが国における戦後の人間工学の発展に貢献された中心的な人物として、この橋本邦衛先生のほかに、大島正光先生、黒田勲先生を挙げることができる。いずれも医師としてのバックボーンをお持ちの研究者であり、日本の産業安全、労働衛生の向上に多大な貢献をなさってきた。

外科医である筆者にとっての痛恨事は、わが国の臨床医学の現場が使用機器と就業体制双方において人間工学的に前時代的な状況にあることであり、さらに人間に関してもっとも総合的な教育を受けているはずの医療スタッフがそのような状況に甘んじていることである。休日も残業手当もなくコンビニエンスストアの時給にも及ばない薄給の若手医師に対して「四〇歳まで親に養ってもらえ」と上司が豪語するような体質がいまだ存在するのも事実である。また大学病院や地域の基幹病院における高度先進医療や救急医療が、三六時間連続勤務を続けたり週数回の帰宅も許されないような医師の献身の上に成り立っていることも事実である。

医師の初期研修の義務化や国立大学病院の独立行政法人化によって、医師初期研修の二年間についてはそれなりに経済面と労働科学的な勤務時間の配慮が義務化されることとなった。しかしその結果として中堅医師へのさらなる労働負荷が加わってきている。労働者の安全・健康と生産性双方の向上のために他の一般産業で取組まれてきた研究と実践の片鱗についても医療関係者自身が理解することが必要なのである。

第3章　ハードウエアとヒューマンエラー

1　エラーを導く機械からの教訓

人間の生理を無視した使いづらい機械は、さまざまな領域で多くの犠牲者をもたらしてきた。事故に基づく教訓から、少しずつ改良を重ね、エラーを誘発するような機械が淘汰されてきたのである。

エラーを導きやすい機器の代表として、戦前の航空機に使用されていた三針式の高度計がある（図3-1）。図に示す三針式の高度計では三本の針で一万フィート、一〇〇〇フィート、一〇〇フィートの三種類のデータを表示している。この計器が二万四六六〇フィートを示していることを瞬間的に読み取るのが困難なことは説明するまでもないことだろう。その後高度計は図に示すように二針式を経て、一〇〇〇フィート以上の情報を小窓の中に二桁表示する一針式へと改良された。

人間工学者の実験では、三針式の高度計ではパイロット集団ですら一一％が一〇〇〇フィート以上

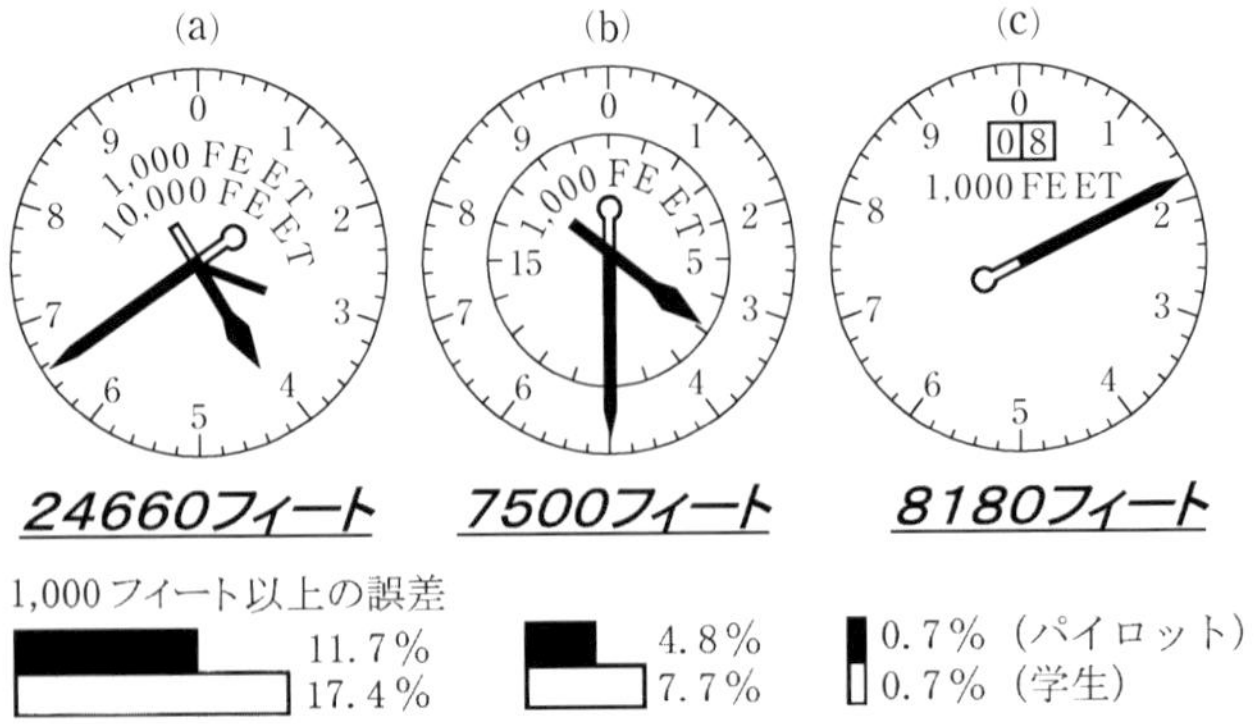

正田亘：人間工学　p115　高度計の良否（Grether）より引用

図3-1　高度計の良否

の誤読をしていたのに対し、一針式では誤読率は〇・七％へと減少させることを可能としたのであった。さらに三針式では素人の学生では一七％とはるかに誤読率が高かったのに対し、一針式ではプロと素人での差が無くなっている。このように計器というハードウエアの工夫によって誰にでも安全に機械を使用することが可能となるのである。

　あるいは図3-2のような九種類の計器を監視する場合、上段のように個々の計器が表すデータの正常範囲がばらばらな位置に存在するような計器板と下段のように指針が一二時の位置にあるときが正常範囲を示しているように統一する場合とではどちらが異常を発見しやすいかは考えるまでもないだろう。これを「表示の斉一性」というが、このような人間工学者達による地道な研究による成果は、コンピュータ以前のアナログ計器の時代から広く存在してきたのである。

　計器の表示方式以前の問題として、コックピットや化学プラントにおける様々な操作レバーの大きさや位置を

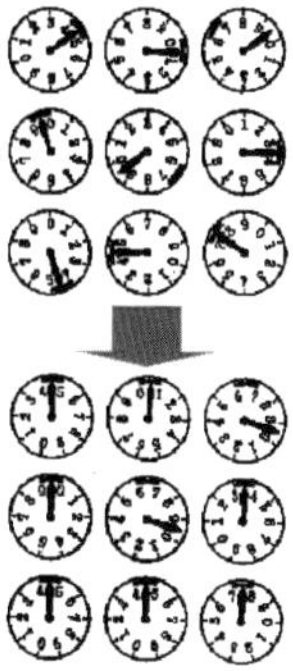

斉一性

図3-2　計器表示の斉一性

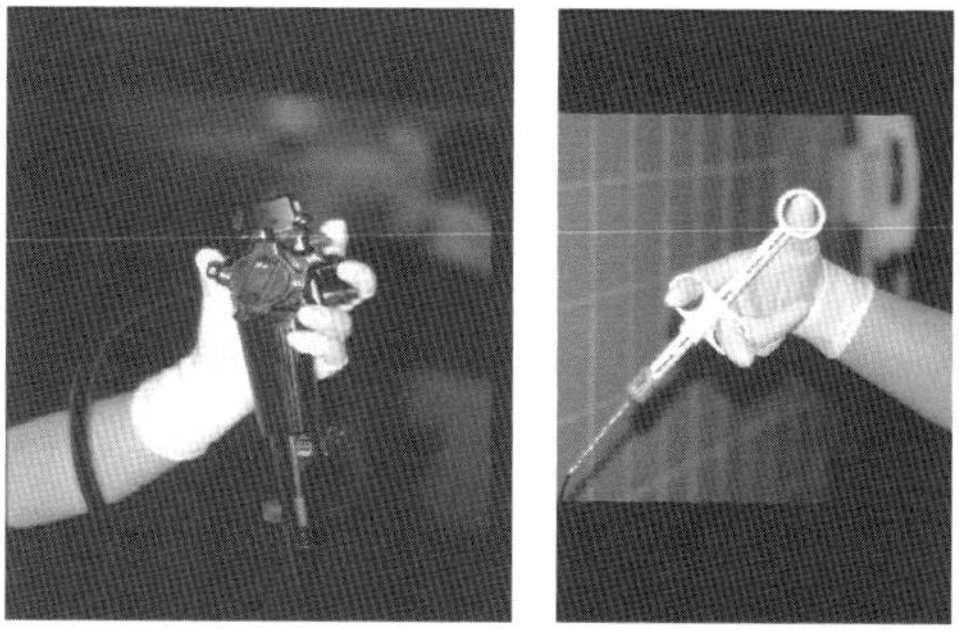

内視鏡の二つのアングル及びボタンの操作が片手では行いづらい。スネアも片手では全開できない。

図3-3　持ちにくい内視鏡器材

決定する際には、パイロットや現場作業員の姿勢、体格などに関する膨大なデータベースが作成され、人間工学者の検討を経たことは言うまでもない。このような人間工学的研究の重要性を早くから認識し、現場を研究者に開放しその知見を実践に活用していたのが、大型化学プラントなどの製造業や航空の領域である。コックピット計器の設計や配置においても運航中のパイロットの視線を解析することによって、「プロ」にとって最も使いやすいような配置が研究されてきたのである。

医療の現場では?

さまざまな大型プラントや航空機のコックピットの操作に関して行われたような人間工学的な調査と配慮は、医療機器全体に行われてきたとは言い難いのが事実である。筆者が人間工学者とともに行った人工呼吸器に関する調査でも、つぎのような問題点が明らかになった。

人工呼吸器の使用モードには、患者の状態や治療の目的に応じて、患者の呼吸を一〇〇%器械で代行するモードから一定の割合で補助するモード、患者の自発呼吸に委ねるようなモードまでさまざまなモードが存在している。このモード一つをとっても、モードを表す略号自体がかならずしもメーカー間で共通したものではないことに始まり、重要なモード切替スイッチが小さくどのモードに入っているかは近づいて懐中電灯で照らさないと確認できないような機器も数多く存在している。さらに呼吸パターンを直観的に表示するような呼吸器は、一部の新鋭機以外には存在していないことなどの問題点がある。

なによりも操作方法がメーカー間で全く統一されていないことも問題であって、集中治療室や外科系病棟において、まったく操作方法の異なるメーカーの呼吸器が混在して使われている病院の方が多いことも大問題である。このような状況は、戦前の名機であるDC－3から一九七〇年代のトライスターまでを、同じパイロットが同じ日に交互に操縦するような状況なのである。

もっと低次元の課題も存在する。筆者が専門とする消化器内視鏡にも容易に例を挙げることができる。内視鏡には先端を上下、左右に操作する二つのノブと、内視鏡先端から水を注入する注水ボタンと液体を吸引する吸引ボタンが付いている。日本人の成人男子にとってもこの二つのノブとボタンを片手で操作することは、無理に指を伸ばさないと操作できないことが多く、ましてや女医さんにとっては両手を用いないと困難なことが殆どである（内視鏡操作の場面では、もう一本の手を内視鏡の出し入れや保持に活用したい場面が多々存在している。図3－3）。

また内視鏡でポリープを切除するときは、スネアと呼ばれる処置具を使用し「投げ縄」状の電線をポリープに引っ掛けて通電して切除する。「投げ縄」を完全に開く場合はほとんどの日本人女性では片手では無理で両手を使わないといけないことが多いのである。他の産業領域では操作する人間の体格に関する数多くの計測データに基づいた設計が行われているのだが、日本製の内視鏡ではなぜか四〇年来この点が無視されつづけたのである。世界の医療機器市場において唯一わが国のメーカーが圧倒的なシェアを占めているのが、日本の内視鏡製品であるだけになおさら残念な状況である。医療人には「腕の悪さを道具のせいにしない」というようなひねくれた職人気質が存在することも一因かもしれない。

2　安全設計の原則とは

フェイルセーフ、フールプルーフ、多重化

人間のエラーを、ハードウエアの立場から防御する設計原則としてフェイルセーフとフールプルーフを挙げることができる。フェイルセイフとは誤った操作をしたり危険な状況が発生した場合に、機械が自動的に安全な方向に向かうように設計である。フールプルーフとは、人間の間違った操作を機械の方で自動的に拒否するような設計である。

地震などで石油ストーブが転倒しても火災を発生することがないように、ストーブに一定以上の揺れや傾きが加わった場合、自動的に消火するような機構がフェイルセーフである。

レバー式の給水栓において、日本のメーカーからレバーを「引き上げて止水」するものと「押し下げて止水」する二つのタイプが発売されていた。地震の際、落下物がレバーに当り、水が出っ放しになった事例があったことから、現在では押し下げたときに止水するタイプに統一されている。これも

フェイルセーフの発想である。
鉄道には自動列車停止装置（ＡＴＳ）という安全システムがある。これは運転手が赤信号を無視しても、自動的に列車を停止させるというものであり、「常に安全な方向に転ぶ」というフェイルセーフシステムの代表例である。

タンクの整備後に工具を中に置き忘れることを防ぐために、工具に紐を付けておき作業中は外に止めておくことで、工具が中に入ったままでは扉が閉まらないようにする工夫がある。これはフールプルーフの考え方である。まったく同じような工夫は外科手術にもある。開腹手術の際に手術操作をやり易くするために肝臓や脾臓の奥にタオルを入れて臓器を手前に引き起こすことがある。このタオルを患者の体内に置き忘れないためにタオルに紐を付け、紐の端を体外に引っ張り出して鉗子などで固定しておく工夫がある。これもタオルを外に取り出さないと、腹壁を縫合できないようにしているという、フールプルーフの発想である。

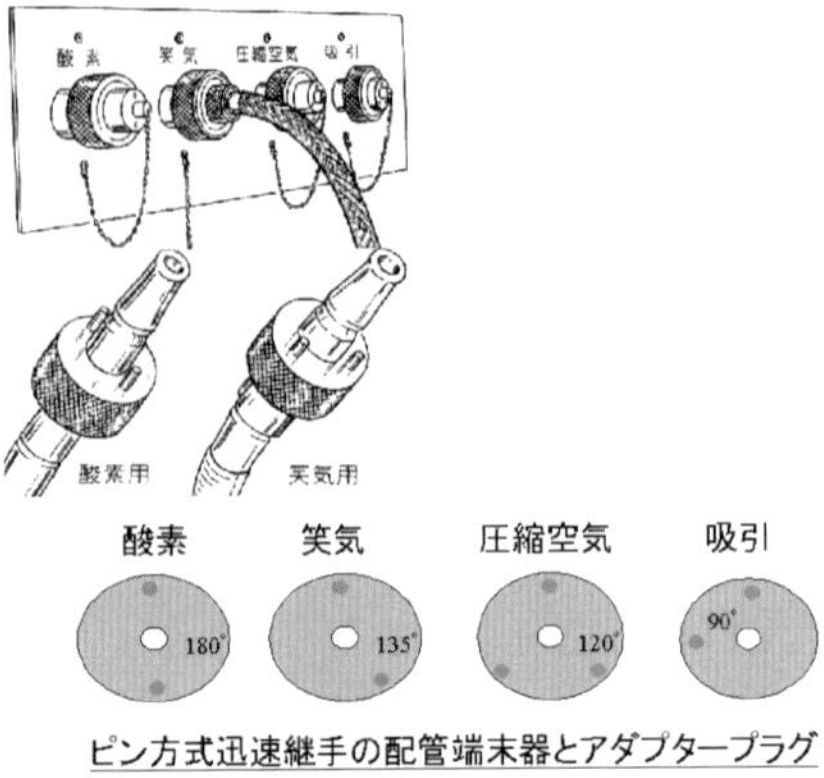

図3-4　手術室におけるフールプルーフ

手術室におけるフールプルーフの代表例として医療ガス配管の端末におけるピンシステムを挙げることができる。酸素、笑気、吸引などのチューブを誤接続することがないように、中央配管からの端末に接続する麻酔器等からのチューブには、ガスの種類ごとに角度を違えたピンが付いている。ピンの角度は酸素が一八〇度、笑気は一三五度などというように統一されているので、接続ミスが物理的に発生しないようになっている。これはハードウエアにおけるフールプルーフの典型である（図3-4）。

麻酔器自体にもフールプルーフに基づく安全対策がなされている。麻酔を覚ます時には、笑気（麻酔）ガスをオフにして酸素を一〇〇%とするが、ここで誤って酸素をオフとし笑気ガスを一〇〇%としてしまう医療事故が見られた。このようなエラー対策として、笑気ガスの流量をどのように換えても最低限二五%の酸素が流れるような機構を麻酔器自体に備えたものがある。また二種類の麻酔薬を同時に流すことのないように、麻酔薬のノブは一つしか同時には開かないようにした機構もある。麻酔器におけるこのような安全対策もフールプルーフの概念に基づくものである。

安全対策のもう一つの重要な考え方として、多重化（冗長性）という考え方がある。これは人間エラー対策というよりも機械自体の信頼性向上を主眼とするものであるが、故障してもバックアップできるように複数の回路、機械、機能などを備えることである。航空機がエンジンを複数備えているのも多重性であるし、万一の故障、破断に備えて方向舵や昇降舵などをコントロールする油圧系統も複数系統設置しているのも多重性ということができる。航空機の航法制御コンピュータは三台以上設置され万一一台が異なった指示を出した場合には多数決の原理に従うということも「多重化」に含めることができよう。航空機において「多重化」が進んだのは、故障すれば安全に停止すればよい地上の交通機関とは異なり、航空機においてはなんとしても地上まで着陸させなければならないからである。

もちろん多重化（冗長性）の考え方は一般にも多く見られる。大手銀行のコンピュータセンターや新幹線の運行管理室が関西にもサブセンターを用意しているのは、首都圏に地震が発生した際のバックアップである。停電時に備えて手術室や集中治療室の電源を即座に起動可能な自家発電装置に接続しておくことを始めとして、輸血時に患者の血液型と輸血バックの血液型を複数の医療スタッフで指差確認することも広い意味での「多重化」ということができよう。

安全対策をすり抜けるもの

このような基本的な安全対策が行われていても、さまざまな領域で事故は相変わらず発生している。前節で紹介した自動列車停止装置とは一部の地方交通路線をのぞけば全国の鉄道に設置されて久しいものであるが、ＪＲ発足後にも、最新の車両と最高の設備投資が行われているはずの首都東京の中央線各駅停車において死者を出す衝突事故が発生している。

赤信号の暴走や見切り発車があっても安全に列車を停止させるべく設置された自動列車装置が衝突事故を防止できなかった最大の理由は、安全装置自体の故障ではない。自動列車停止装置にはこれを「オフ」とする機能が付いている。もしこれがなければ列車同士を連結することができなくなるからでもあり「オフ」にした場合の徐行速度も業務規定に明示されている。

駅間距離が短く過密ダイヤの都会のラッシュ時には自動列車停止装置の指示どおりに完全に停止しているとダイヤの遅れが発生することとなる。自動列車停止装置のベルが鳴ったときにはこれを「オフ」にし、できるだけ停止することなく徐行運転で前に進み、先行する列車が前の駅を出発するのをやり過ごそうとすることがある。このような工夫が日常化するなかでスピードや距離の処理を誤り前の電車に接近しすぎた場合に衝突事故が発生するのである。直近の当事者である運転手が警報装置を切った行為の背景には、ラッシュの中で定時運行を維持しようとする「善意」が存在するのである。「善意」ゆえに死亡事故が許されていいわけではないし、一部の事故には日常化した違反や「横着」への馴れと驕りが背景にあることも否定できないかもしれない。このような事故において、運転手の技量や不注意を批判したり警報装置を「オフ」にした行為自体を違反行為だと糾弾することは容易であるが、再発予防のためには適切な対応とは言えない。このような自動列車停止装置の運用上の弱点については事故の背景に関する詳細な調査と技術の発展に基づいて、現在首都圏の主要路線では一律に列車を停止させるように指示するのではなく、先行する電車との距離を計算しながら小まめに速度を指示し制御するような新型の自動列車制御装置（ATS-P）が導入されているのである。

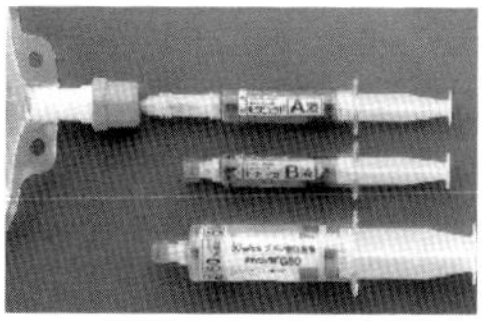

注射器に注入済みの薬剤

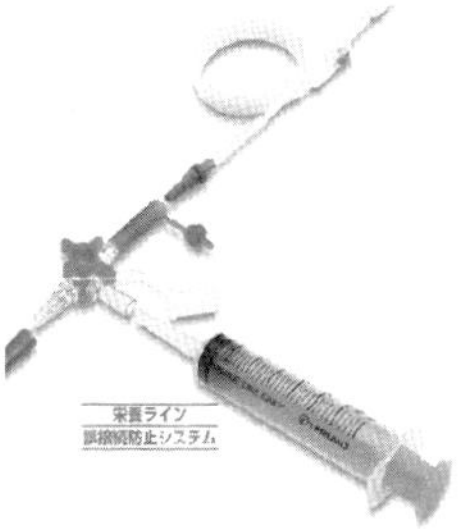

誤接続防止用栄養チューブ
（口径差の設定と色分け）

図3-5　誤投与防止のための各社の工夫

医療現場において昔から繰り返されてきた事故の一つに薬剤の投与ミスがある。第一章で紹介した川村らによる看護のヒヤリハット事例統計でも注射・点滴・IVHと与薬を合わせたヒヤリハット事例は全体の約四五%に及んでいる。薬剤投与エラーの中でも重篤な結果を引き起こすものの一つとして、血管内に投与すると致命的な作用をもたらす物質を誤って点滴ルートから投与してしまうエラーがある。消化管内に注入したり消毒洗浄用に用意した粘膜保護薬、止血剤、経管栄養剤、消毒薬などを誤って点滴ルートの途中にある三方活栓（注入用コック）から投与してしまうという事故は、肺塞栓などを始めとしてきわめて重篤な障害をもたらす「不可逆エラー」である。

このようなエラー防止の一つに、静脈内に投与してはならない栄養剤や消毒薬などの注入時に使用する注射器先端の口径を変えることによって血管内には物理的に注入できないようにする対策が考えられる。実際消毒薬など血管内に投与してはならない物質を注入するときに使用する注射器（注入器）として通常の注射器とは先端の口径を変えさらに一部を色分けした商品も販売されている。そして経管栄養剤の投与回路の途中にある三方活栓の口径を太くすることによって血管内投与に使用する通常の注射器では物理的に接続できないようにした商品も併せて販売されている。これもフールプルーフの一つである。

また薬剤取り違えの対策としてあらかじめ薬剤を注射器内に注入してパックしたものも販売されている。これはアンプルから薬剤を吸い取るという工程自体を省略することで、ここで発生しうるエラーの可能性を無くしたものである。

ところがこのような対策の限界として、第一にメーカー各社個別の対応に過ぎず、日本で市販されているすべての薬剤、経管栄養剤、消毒薬などに一般化されたものではないということが挙げられる。もちろん外来や病棟で頻繁に使用されている一部の薬剤だけからでもこのような配慮を施した器材を使用することは有益なものである。しかし緊急時に手元の注射器で代用したり、区別が億劫になったりする場合については無力であるし、さらに投与する薬剤や患者自体の「思い込み」による誤認に対しても無力である。

薬剤や患者の取違えに対しては、薬剤投与時に患者リストバンドのＩＤ番号、スタッフの職員証のＩＤ番号、投与する点滴や注射器に貼付されたシールのＩＤ番号を携帯型電子端末で照合し、電子カルテ内の指示内容と違ってないかを確認するというシステムが一部の大規模な国立病院で採用されている。ただ注射や与薬などの医療行為の最終段階が人間に委ねられている以上、照合後の薬剤や患者誤認、緊急時の薬剤投与などについては無力であるという問題が依然残存している。加えて膨大な初期投資を必要とするこのような院内全体のＩＴ化をすべての医療機関に普及することは現在の医療経済制度では望むべくもないことである。

しかし厚生労働省から一〇〇％コントロールされているわが国の健康保険においては、このようなハイテクシステムに関する論議以前に、前述したような安全への配慮を加えた注射器や薬剤自体の採用においてすら安全のためのコスト増については全く無視されており、ほとんどが病院の持ち出しになっていること自体が問題なのである。

これはハードウエアとソフトウエア双方に係る問題といえるが、最も有効なエラー対策の一つとしてエラーが発生する工程自体をなくしてしまうことが挙げられる。複雑な工程自体がエラー誘発の原因となっているのである。機械や手順の工夫による工程の単純化とは、効率を上げるだけでなく安全性の向上にも寄与するものであり、一般の製造業における作業工程の見直しにおいて最も重要視されていることの一つでもある。

残念ながらわが国の臨床現場では、工程の簡略化とは「手抜き」のようにとられがちな風土が存在するのではなかろうか？　内視鏡室において患者の静脈麻酔用に使用する薬剤を変更する場合を仮定してみよう。それまでは二mlのアンプルを一筒もしくは半筒注射していた。新しい薬剤のアンプル一本には三〜四人分の薬剤量が入っているので、原液を一〇倍に薄めて別の注射器に小分けし、患者ごとに適量を使用するようにしたとしよう。一連の新しい作業では、希釈用の生理食塩水と他の液体との取り違え、希釈時のエラー、原液と希釈済み溶液との取り違えなど新たなエラーの可能性が出現しているのであるし、作業効率自体の低下によって安全以外にも失われているものがあるのではなかろうか。

このような時、「面倒になった」という看護師の声があがったとしても「医師の指示や病院経営上の工夫に対して協力的でない」と切り捨てられることが一般的なのである。現場の医療従事者の作業工程を科学的に測定、分析することで、真の意味において作業能率と安全向上のために活用しているような報告は残念ながらあまり見られないのである。

そしてこの解決策の一つとして、一回分の薬剤を患者の年齢・体重などに応じて微調整も行いやすい一〇mlの溶液として調整し予めディスポーザブルの注射器に注入した形（プレフィルド・タイプ）で市販することである。しかしそのためにも安全に対するコスト増が健康保険において配慮されることが不可欠なのである。

とまらない安全、とめる安全、とまる安全

外科外来にはベルトコンベアに巻き込まれたり産業用ロボットのアームに殴打されたような労災事故も飛び込んでくる。このような労災事故の一部は本来なら機械を止めなければならない場面であるが、能率を優先しようとしたり逆に注意不足や横着から、機械を動かしたまま落下物などを回収しようとして発生するのである。能率向上のための努力あるいは注意不足や横着とは人間ゆえに生じるものである。人間らしさゆえに発生する事故から作業者を守るために様々な安全装置が工夫されており、本章で紹介したようなさまざまな安全への対策がある。

北九州市立大学の杉本はさまざまな安全システムを「とまらない安全」「とめる安全」「とまる安全」と分類している。

とまらない安全

「とまらない安全」の代表は航空機である。航空機は一度離陸してしまうと飛行中にトラブルが発生しても、上空で停止して故障を修理するという訳にはいかない。緊急着陸するまでなんとか飛行を続ける必要がある。戦闘機ならば射出座席ごと緊急脱出（ベイルアウト）すればよいかもしれないが、それ自体相当の危険を伴うものであるし機体自体はあきらめることとなる。

このようなシステムでは一定の信頼性理論に基づいて何万時間とか何万回使用までの保証といったような「とまらない安全」のもとに運用されている。長時間の洋上飛行を行う旅客機が三発以上のエンジンを積んでいたのも、「とまらない安全」のためにエンジンを多重化しているわけである。これまでの双発機が洋上飛行を行う場合には、片肺飛行で六〇分以内に着陸できるような飛行場を備えた経路沿いに飛行することが要求されていた。これは二基あるエンジンの一基が故障した場合残り一基

で安全に着陸するための配慮であり、このため双発ジェット機による太平洋横断は許可されていなかったのである。

ボーイング767や777などの最新の双発機ではこの規制が緩和されつつある。これはETOPS(Extended Twin Engine Operations)と呼ばれ、片肺飛行が許される時間も一二〇分、一八〇分と次第に延長されてきた。今日では双発機による太平洋横断も日常的に行われるようになった。ただこの場合大事なことはこのETOPSがある機種やエンジンに対し自動的に認定されるものではなく、一定の安全実績を挙げている機体とエンジンに対して個別に認定され、さらにETOPS運航にあたっては乗員の経験なども含めた厳しい運用制限が定められているのである。機体にETOPSと誇らしげに掲げた双発機は、同じボーイング767でも限られた機材であることは、空港でご覧になればお分かりいただけると思う。

このように「とまらない安全」には個別の機械の信頼性もさることながら、整備、運用にあたるスタッフや施設、環境といったシステム全体としての対応に基づく信頼性保証が要求されるものである。医療器械においてこのような「とまらない安全」が要求されるものとして、心臓ペースメーカーや人工呼吸器、人工心肺を挙げることができる。

「とめる安全」と「とまる安全」　プレス機械などで作業者の手を巻き込むことを防止するために、人間が手を突っ込みそうな場所に光線カーテンを設けておき、光線が遮断された場合には機械を止めるという安全装置がある。「安全装置」と聞くと、危険を検知し警報を発令したり機械を自動的に止めるものを思い浮かべることが一般的だと思う。杉本はこのように危険を検知して機械を止める安全システムを「危険検出型安全システム」と定義し「とめる安全」と呼んでいる。危険検出形の「とめる安全」の限界とは検出装置が故障した際には危険が検出されないので、正常状態と判断して装置の運転を続けてしまい大事故に至るまでわからないということである。

火災報知器が故障している場合には火炎や煙が立ち込めるまで火災を検出することができないので、どんなに鋭敏なセンサーを火災報知器に設けたとしても火災報知器は「危険検出形」の安全装置にすぎないということができる。また自動列車停止装置をオフにすることによる衝突事故が発生しているように、「危険検出形」では検出装置をオフにしてしまうと防御機能は働かなくなってしまうという限界もある。実際、警報装置を切った状態で点検整備作業に入っている最中に、機械を作動させてしまう産業事故が多発してきたのである。

これに対し安全が確認されない限りシステムが作動しない安全システムもある。危険なプラント内に整備点検のために作業員が入る際、入り口の扉に連動する安全スイッチを設けておき人間が出て再び施錠しないかぎりはプラントが作動しないという安全装置である。このようなシステムを「安全確認型システム」と定義し「とまる安全」と呼んでいる。安全確認形の「とまる安全」では、検出装置から安全を確認した情報が伝えられない限り機械は動かないという特徴がある。安全装置が停止したり故障した状態では機械が作動することはないので、安全装置を切った状態で機械が作動してしまうことを機械の側で防止しているのである。

鉄道踏切の安全装置として、踏切内に立ち往生した自動車などを検知する障害物センサーが遮断機とともにある。障害物センサーが異常を検知すれば自動的に信号が赤となり列車は自動列車停止装置によって停止することとなるので、障害物センサーが安全を確認していない限りは列車が通過することはできないのである。このような理由から、杉本は踏切の「とまる安全」を保証しているのは遮断機や警報機ではなく「障害物センサー」であるとして、全国の鉄道踏切における障害物センサーの完全設置を唱えている。

医療機器の場合を考えてみよう。すでに述べたように「とまらない安全」を要求されているのはペースメーカーや人工呼吸器、人工心肺などである。ペースメーカーをつけた患者は、定期健診以外は病院から離れた日常生活を送っており、その間は心電図をモニターしているわけでも主治医が常に付き添っているわけでもない。集中治療室の人工呼吸器装着中の患者では、患者の状態は心電図や血液中の酸素飽和度モニターなどによって常時モニターされ、自家発電による非常電源などが常時稼動可能な状態とされている。しかし人工呼吸器がいつ停止してもよいように患者毎にマンツーマンで看護師がベッドサイドに待機しているわけではない。長距離洋上飛行を許可された双発機と同様、このような医療機器においても個々の機材における耐久性や信頼性、直接治療を担当する医療スタッフだけでなく、医療施設の設備と環境、整備や安全情報の提供なども含めた医療機器メーカーのバックアップ体制など医療システム全体として「とまらない安全」を維持していることを忘れてはいけない。

電気メスのような一般的な治療機器ではどうだろうか？　電気メスとは一九二六年に米国の電気工学者Bovieが開発し脳外科の父とされるCushingが脳外科手術に使用して以来、広く日常臨床に使用されている医療機器である。〇・三〜五MHz、最大一・五Aの高周波電流を電気メスのメス先に集中させて発生するジュール熱によって、組織を切開したり止血させるものである。メス先以外の人体に障害が発生しない理由は、電流が体内を広く拡散して流れるからである。体内を流れた電流は患者の体表に貼られた「対極板」を介して電気メス本体へと回収されるという原理である。電気メスに起因する事故の一つとして、対極板を貼った場所に熱傷が発生することがある。

これは対極板を貼付した部位が凸凹していたりすることで、再びそこに電流が集中してしまい熱を発生してしまうのである。このような事故を防ぐために対極板と患者との接触インピーダンスをモニターすることにより、接触不良時には出力を遮断する安全装置が確立している。回路の連続性をモニターし回路に異常がある場合には、電気メスの出力が出ない安全装置など、「とめる安全」「とまる安全」としての安全システムは確立されているといってもよい。

最近話題の手術用ロボットにおいても、暴走を防ぐために一定以上の力が加わると自動的に停止するようになっている。突発的な大出血などの理由で、患者から緊急に手術用ロボットをはずし外科医による緊急開腹の必要が生じた時にも、患者に無理な力が加わらないように安全かつ迅速にマニピュレータをはずすことができるような配慮もなされている。このような安全に「とめる」「とまる」安全システムが成立するのは、電気メスや手術用ロボットが故障しても、外科医自身による手術操作で対応することができるからである。

電気メスが不調ならば、外科医自身による縫合や圧迫による止血操作で対応することが可能であり、手術用ロボットが故障しても外科医による従来からの手術操作で目的の手術を完遂することが可能なのである。手術用ロボットとはいっても現在のところは外科医の操作のもとに動く「マスター・スレイブ」システムであり、正確にはマニピュレータと呼ぶべきものである。機械の不具合を人間が補うだけの時間的な余裕もあれば、操作自体も機械にしかできないことをやっているわけではないのである。このためこのような手術ロボットに要求されるのは「とまる安全」「とめる安全」でよいのである。

逆に、従来では「とめる安全」「とまる安全」のレベルで許容された手術機材においても、新しい使い方では「とまらない安全」が要求されるようになったことである。

自動縫合器といって、小さなstapleを幾列かに連続してセットし、ホッチキスのように組織を挟みこんで、切開と縫合を一気に済ませる手術器具がある。消化管の切開縫合に長く使用されてきたが、stapleが一部うまく打ち出されないことが発生したとしても、大きく腹壁を切開する従来からの手術では外科医自身が「手縫い」で数針補強することで問題が生じることはなかったのである。

ところが直径一cm前後のポート（体壁に開けた小孔）から手術機材を挿入し内視鏡画面を見ながら手術操作を遂行する内視鏡外科手術においては事情が異なってきた。例えば内視鏡外科手術によって脾臓を切除する際に、脾臓の動静脈を自動縫合器によって一気に切離・縫合することがある。海外では内視鏡下大動脈外科手術の際に自動縫合器で大動脈の切離・縫合を行うことすら報告されている。このような場合に万一、stapleが上手く打ち出されなければ、制御不能な大出血が発生することとなる。「ホッチキス」の親類のようなシンプルな構造の自動縫合器ではあるが、内視鏡外科手術においては「とまらない安全」を要求される状況も発生するのである。

さらに問題となっているのは、手術用ロボットや一般の内視鏡外科手術では迅速な対応を行う術がないことを念頭に置かずに、突発的な大出血が想定されるような手術に対して充分な準備なしに手術用ロボットや内視鏡外科による手術を強行する外科医の存在である。これは安全に対する教育、訓練、マニュアルといったソフトウエアやマネージメント上の課題でもある。

ともあれ、杉本が提唱する「とまらない安全」「とめる安全」「とまる安全」という考え方はさまざまな安全システムを考察する上で有用なものである。

第4章　ソフトウエアからみたヒューマンエラー

1　エラーを誘う表示とは

みにくい航空図・みにくい道路表示

誤解を招きやすい手順書や表示が原因でヒューマンエラーが惹き起こされることがある。航空界でも一枚の航空図が誘因となって衝突事故が発生したことがあった。一九六四年、米国ラスベガス空港に着陸進入中であったフレンドシップ機が高度を誤って経路上の山岳地帯に衝突したことがある。図4－1の航空図においてLASは目的地ラスベガスの空港であり、10.0DMEと示されている地点は、空港まで距離一〇マイルの通過地点を示している。この点を通る矢印に添えて書かれてある4300という数値はここの通過高度は四三〇〇フィートであることを指示している。10.0DMEの下の星印は山頂などの障害物を示しており、脇の数字3929はこの山頂の標高が三九二九フィートであることを表している。

山頂の高さを示した3929(feet)を、ここの通過高度(4300feet)と誤認した(1964年ボナンザ航空フレンドシップ、ラスベガス)

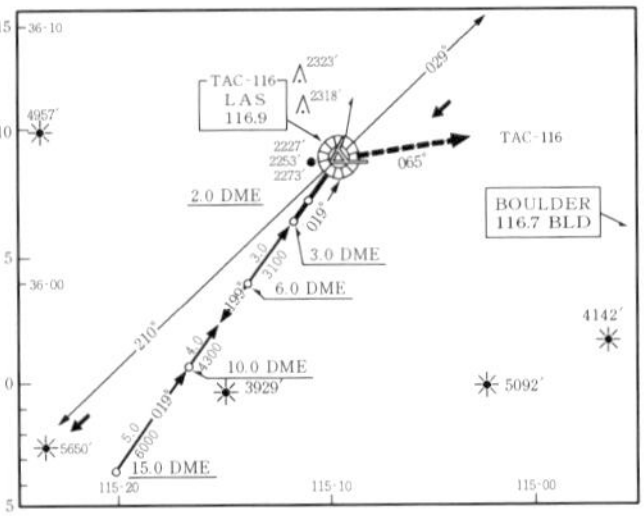

(柳田邦男、航空事故、中公新書、p133図14より引用)

図4-1　見にくい航空図

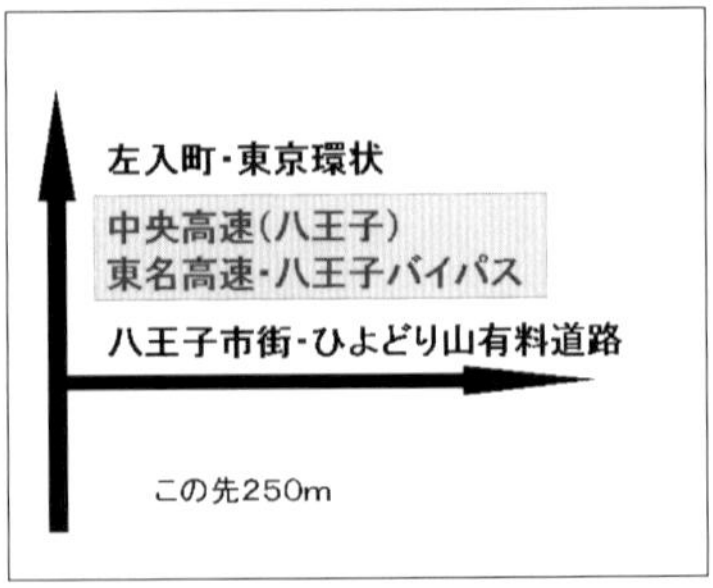

図4-2　判りにくい道路標示

この3929の値が10.0DMEの文字に接して記載されていたため、事故機の操縦士は、空港から一〇マイル地点の通過高度が三九二九フィートであるととっさに誤認してしまったのではないかと事故調査では推察している。

　このような誤解を生みやすい表示は身の回りにも多々存在している。

　筆者の勤務先に初めて自動車で転任して来た時、図4-2のような道路標示に遭遇し大変困惑したことがある(筆者の車にはカーナビは無い)。目的地は八王子バイパスの近くにあるのだが、この道路表示のある交差点を直進すればよいのか、右折すればよいかがわからなかったのである。最大の理由は「中央高速・東名高速・八王子バイパス」と記された表示が、直進を指示する「左入町・東京環状」と右折を指示する「八王子市街・ひよどり山有料道路」のほぼ中間に表示されていたからである。

　初めてこの街を訪れた筆者であったが、国道一六号線が八王子の中心部を通っていること、八王子バイパスも一六号線のバイパスであること、さらに一六号線沿線では一六号線の俗称として「東京環状」と併記していることの知識は有していた。そこでさらに困ったのは、市街地を通るのは一六号（東京環状）の本道であるはずだが、この表示では「東京環状」へは直進、「市街」へは右折となっているからである。この時は「ままよ」と直進したがその後地図を見てあきれたことは、どちらの道を通っても「左入町」の交差点に到達し、左入町で初めて一六号線が本道とバイパスに分岐しているのであった。そして左入町で本道に入るとＪＲ八王子駅などがある市街地に行くことができるのである。

この道路標示を作った人の意図が初めて判ったのは新任地に勤務するようになって随分たってからのことであった。この交差点で右折してしばらく走ると左入町より手前に、新しくできた短い「ひよどり山有料道路」への入口がある。この道路を使うと一六号の本道を通らずとも「市街地」にショートカットできるのである。有料道路の利用者を増やそうとする意図かとも邪推したのだが、そもそも「ひよどり山有料道路」なる道路が八王子市街への近道であること自体を知っている人間は、八王子近郊の居住者以外は東京都民にも殆ど居ないのではなかろうか（知っている人には道路表示は無用である）。

この道路標示を判りやすくするとすれば、意図する方向に応じて「中央高速（八王子）……」の枠を上下にはっきりとずらし、さらに「直進」とか「右折」とはっきり明記することである。さらに「八王子市街（ひよどり山有料道路経由）」と記載すれば中途半端な知識しかないドライバーを混乱させることはないのである。加えて「左入町以降本道混雑、市街地には有料道路」などと表示する方がよほど効果的ではなかろうか。

わからない抗癌剤の教科書

自動車の場合は道が判らなければ車を止めて地図を見ればよいので道路表示は、航空図よりははるかに影響は小さいものであるが、誤解をきたしやすい記載とは、医療の現場にも存在するのである。

図は筆者が一九九〇年代初期に購入した癌の化学療法の教科書（日本語）に婦人科系悪性腫瘍用化学療法のプロトコール「CHAPS 5」として紹介されていたものを参考に一ヶ所だけ加筆したものである。ADR、CPAなどの薬品名の略称や、iv（静脈内投与）、po（経口投与）d1～5（一日めから五日目）といった略号については、専門家同士で通用するものとしてその功罪はここでは問わないこととしよう。

CHAP5	ADR 35mg/m² iv d1
	CPA100mg/m²
	CDDP 20mg/m² d1～5
	HEX 150mg/m² p o
	d14～28
CHAC	CDDP in CHAP5
	→CBDCA 350mg/m² iv d1

図4-3　わからない抗がん剤のプロトコール

このCHAPS 5の記載であいまいな点は、CPAの投与経路（経口か注射か）が記載されていないこととCDDPの後に記載された投与期間（d1～5）がCPAも含んでいるのかという点である。CDDPは今とのころ注射用剤しか販売されていないがCPAには経口剤と注射用剤という二つの剤形が販売されている。ほかの悪性腫瘍のプロトコールではCPAを一四日間程度経口投与するものも存在している。そのようなCPAの使用法に慣れている医師にとっては、このプロトコールで経口投与が指示されているHEXと併せてCPAもd14～28の期間に経口投与するように解釈してしまうことも不思議ではない。

またCHACとして紹介されているプロトコールではCHAPS 5では五日間投与していたCDDPの代わりにCBDCAを一日目だけ投与することとなっているがここでもCPAはどうすればよいのかが指示されていない。すなわちCHAPS 5と同様に一日目から五日間投与すればよいのか、CBDCAと同様一日目だけなのかがあいまいなのである。その化学療法の専門家やこの原稿を書いた当人にとっては伝えたい意図は当然のことかもしれない。様々な臓器の化学療法を集めて記載したハンドブックを利用するのは必ずしもその科（ここでは婦人科）の専門家とは限らないし、オリジナルの論文が海外の雑誌に発表されていた場合にはそれを取り寄せて確認することが常に可能とは限らないのである。

エラーを誘発するソフトウエア上の問題点として、このようなあいまいな表示や文章が存在しているのである。人間に指示を与えるにはどのような指示や表示のやり方が有効かということは、心理学や行動科学の大きな研究テーマの一つでもある。例えば一般公衆に対する指示への従順度が表示によってどのように変わるかを調べた実験がある。被験者には実験の意図を知らせずに別のドアの使用を指示する貼り紙を掲示しておき、素直にその指示に従うかどうかを調べたのである。すぐ隣のドアを使用させる指示には九四％が従っているのに対し、一五m離れたドアに迂回させるような指示では素直に従うものは六％に減少し、六〇mも離れると〇％になってしまったのだった。これは単なる基礎的な学問としてだけでなく、災害時の誘導法からテレビCMに至るまで大きな社会的な波及効果を持った社会技術でもある。

医師やパイロットという専門家相手のものであっても、作成者の意図どおりに読者が読んでくれると期待してはならないのである。

高度な専門教育を受けた医師だから、あえて難解な記載でよいだろうとか、あいまいであれば原典の論文を当然読むであろうといった論理は、ヒューマンファクターの観点からも大変な誤りである。そもそも医療行為とは患者さん相手の実務であり、かつ高度に人間に依存した行為である。日常業務に関わる文章とは、たとえ論文や教科書であってもエラーを誘発しないような「母国語によるわかりやすい記載、わかりやすいマニュアル」の作成と使用を徹底すべきなのである。

2 言葉と単位の取り違え

多くの病院の看護師さんから「口頭指示はやめてください」と言われることが多い。心肺停止状態などの緊急事態ではいちいち伝票を書いたり電子カルテに入力する余裕はないことも事実であるが、言語によるコミュニケーションの行き違えから発生した事故が多いことも事実である。

薬剤の投与量はミリグラム単位で行われることが多いが、このmgをmlと誤解されることがある。ラシックス（商品名）というきわめてよく用いられる利尿剤がある。手術後の患者の尿量が少ない時に研修医や看護師に対応を尋ねられた場合、「ラシックスを一〇ミリ使って様子をみてください」と返答する場面は全国の病院で日常的であろう。この時、ラシックスの注射液一〇mgは溶液量として一mlであるが、これを一〇mlと誤解すると薬剤量としては十倍の一〇〇mgとなってしまうのである。

卵巣癌などの治療成績を画期的に向上させたシスプラチンという抗癌剤がある。効果もあるが当然副作用も強く、使用量にはきめ細かい配慮がなされている。抗癌剤を口頭指示で使用することは、絶対といっていいほどありえないことである。指示伝票とカルテにきちんと記入し上席医がそれを確認するだけでなく、患者さんへの説明書にも使用量を記入する施設もある。しかし患者の治療計画に関する医師の間でのディスカッションは通常会話で行われる（筆談で行われるとすればよほど険悪な関係であろうし、患者の治療方針について研修医に電子メールのやりとりで指示を出すことも上席医が病棟に行く手間を惜しんでいるという点で問題である）。

「今回はシスプラ一〇ミリにしておこうか」という会話が上席医と研修医の間で交わされたとしよう。シスプラチン一〇mgは二〇mlに相当するが、一〇mlと誤解されると五mgしか使用しないことになる。ありふれた利尿剤以上に抗癌剤では、「ミリ」といえばmgをイメージして使用する医師がほとんどである。すこしでも臨床実務に慣れたスタッフ同士においては、この医師が一〇mgという意図で指示していると考える方が自然である。ところが相手が新人の看護師や研修医の場合ではどうだろうか？ 思わずmlと解釈してしまっても不思議ではない。これは上席医の側のコミュニケーションエラーでもあるが、「薬剤の常用量やミリグラムとミリリッターの区別に慣れていない」知識ベースの行動段階にある新人のランダムエラーと言えるものである。

さらにこのような単位の取り違えは熟練者でも発生しうることに注意しなければならない。例えば、大荒れに荒れた深夜勤務の集中治療室のベテランナースが午前四時にラシックス一〇mgという指示を伝票（もしくは電子カルテ）で受けたとしよう。彼女が直前に一〇mlの別の注射薬（例えば抗不整脈剤である注射用キシロカイン）を注射器に詰めて点滴内に注入する作業を行っていたとする。一〇mgのラシックスを準備しようとする際に、睡眠不足と疲労が重なったこのナースが直前の一〇mlという記憶に引きずられて思わず一〇ml使用してしまうということが決してないとは言えないだろう。このようなエラーはスポラディックエラーとも言えるものであり、スポラディックエラーを当事者本人の責に帰すことはエラーマネージメントとして論外の対応である。背景にある種々の因子を解析することがなによりも重要である。

単位や言葉の取り違えに起因するトラブルは何も医療現場だけではない。ハイテク旅客機の先駆けであるボーイング767に給油する際、二万二三〇〇kgという給油指示に対して、単位を「ポンド」と誤解されたために半量しか給油されなかったことがある。燃料計の不調も重なって燃料不足を発見できず、上空でエンジンから航法コンピュータまで全て停止してしまったのである。文字通りグライダーと化したハイテク機は、機長の卓越した操縦技量によって文字どおりグライダー用の飛行場への奇跡的な緊急着陸に成功したが、その後の調査で判明した事故原因は「単位の取り違え」だったのである。

管制官とパイロット間の交信に関係した事故を集めた「空の上のトラブル」という本があり、わが国でも全日空の安全部門の責任者をつとめた岡野機長によって翻訳されている。ここで紹介されている事例は医療従事者にとっても大変参考になるものが多い。たとえば高度二万二〇〇〇フィートまでの降下を指示する「Descend two two zero」という管制官からの交信を、「Descend to two zero」と解釈し二〇〇〇フィートまで降下してしまい山に衝突した例がある。また方位一六〇度への経路変更を指示する「Fly heading 160」という交信に対して、高度一万六〇〇〇フィートへの降下を開始して他の航空機と衝突するような事例もある。さらに「Maspeth climb」（Maspethは地名）という上昇経路を指示されたパイロットが、「massive climb」（どんどん上昇）と誤解して空中衝突を起こした事例も紹介されている。

本書で紹介されている交信は英語を母国語とする人間同士の交信であるが、パイロットが最初のtwoをtoと誤解したり方位変更の指示を高度変更と誤解したような背景としてパイロットの側に早く降りたいという強い心理的背景があったのではないかとも解釈されている。

航空や航海における交信や口頭指示では「指示」「復唱」「復唱の確認」を繰り返すことで確実なコミュニケーションを行うシステムが確立されており、職業人としての教育訓練の過程で叩き込まれている。しかし人間心理の「思い込み」や「期待」とはこのような強い習慣づけすら乗り越えてエラーを発生させるものである。

さらに我々医療人が見習わなければならないことは、このような管制コミュニケーションのトラブルを単に「たるみ、ポカミス」と当事者の処罰のみで片付けるのではなく、一冊の本にまとめさらに翻訳書まで出版することで真の再発予防のために事故調査を活用している航空界の真摯な取組みでもある。

3　類似した薬品名

「アダラート、アデカット、アルタット、ノルバスク、ノルバデックス……」医療関係者ならお分かりだろうが、語感は類似しているものの全く違った作用を持っている薬品名は結構存在している。

ちなみにアダラートとアデカットは違った作用機序を持った降圧剤、アルタットはH2ブロッカーと呼ばれる消化性潰瘍の薬であり、ノルバスクは降圧剤、ノルバデックスは乳腺腫瘍に用いられるホルモン療法剤である。筆者も医学部卒業後、研修初日に受けた薬剤部長からのガイダンスで「処方箋は丁寧に書け、似た薬品名に気をつけろ」と言われたことを思い出す。

われわれ臨床医が薬を処方する際には通常、商品名を使用することが一般的である。先にあげたアダラートにはニフェジピン、アルタットには塩酸ロキサチジンアセタートという「日本薬局方」等で定められた一般名が存在するが、患者さんだけでなく医療スタッフ同士のコミュニケーションでも商品名を使用するのが普通である。それ以前に医師が専門的に研究している一部の薬剤を除いて使用する全ての薬剤の一般名は記憶していないことが殆どであろう。もちろん使用する薬品の作用機序や副作用などは理解しているのであるが、臨床医が薬を処方する際には、いつも各薬剤の分子構造や化学反応式を理解して使用しているわけではない。個々の薬剤を「ブラックボックス」として使用していることは事実であるし、チーム医療における医師の役割とはシステムオペレーターでありコーディネーターであるから、個別の薬剤の一般名や化学構造を理解していないからといって臨床医の立場が貶められることにはならないのである。患者さんの利益のためにさまざまな医療資源の活用を最適化するコーディネーター業務こそが医師の責務だからである。

臨床実務の中で処方に商品名が利用されているのはなにも日本だけではない。世界中でそれぞれの言語文化に応じた商品名が利用されている背景には、薬品の効能を医療スタッフや患者さんに伝達する際にも個々の商品名の方が心理学的にもはるかに負荷が少ないからでもあろう。

この際問題となるのは同じ薬品でも会社によって商品名が異なることである。一つの薬品を開発し安全性と有効性に関する試験を経て市場に出すには膨大な時間と経費が掛かるので、開発したメーカーが一定期間独占的にその薬剤を販売することが許可されている。しかし一定の期間が過ぎると、他のメーカーからまったく違った商品名を付けた薬剤を発売することが認められているのである。医療界ではこれを「ゾロ」品と俗称している。「ゾロ」品は納入価格も安価なので第一線の民間医療機関では多用されていることが多く、ここ数年は厚生労働省も医療費抑制のために「ゾロ」品使用を政策的に誘導している。正しくは「ジェネリック薬品」と呼ぶように後発品メーカーは広告を出しているが、この「ゾロ品」の商品名こそが医者や看護婦を悩ませる厄介ものなのである。出張先の病院で看護婦さんや薬剤師に先発メーカーの薬剤名を挙げて「あの薬、この病院ではなんだっけ？」と尋ねる医者はどこの病院でも見られることである。患者さんの前ではかっこよい姿ではないが、確認こそなによりも重要である。

筆者も卒業後数年間の研修を経ていくつかの病院で外科手術とともに切除不能の消化器癌に対する化学療法に携わるようになった。そのなかで抗癌剤の薬品名を調査しようと思い立った理由は降圧剤や消化剤などの一般常用薬だけでなく抗癌剤にも膨大な「ゾロ」品があり、両者の商品名には随分と類似したものが存在していることに気付いたからである。

その結果、次のような薬剤名の類似性が判明した。これは二〇〇〇年版の「今日の治療薬」に基づいて行ったものである。ここで特定の商品名を挙げることは適切ではないかもしれないし、すべての薬剤が網羅されているという保証もないが、若手医療人に対する医療安全のための副読本という本書の趣旨に鑑み、どうかご容赦いただきたい。

当時、調査した範囲では六五種類の抗癌剤がわが国では市販されていた。この抗癌剤と頭二文字を共有する薬品はのべ九〇〇種類強に及び、それぞれの抗癌剤あたり平均一四品存在していた。

そして薬剤の商品名を五十音順に並べた際に、それぞれの抗癌剤に隣接する薬品を前後二つずつ調べてみると、一番多かったのが、降圧剤、抗生剤、一般感冒薬などの一般常用薬であり、ついで消毒薬や外用薬、ついでいわゆる消化剤、そして抗癌剤であった。もちろんこれらには先発品、後発品を問わずすべてを対象としている。

5FU（一般名フルオロウラシル）とは、発売以来長い歴史を誇り今なお消化器癌の化学療法の主役である抗癌剤である。この5FUの後発品としてフラニガン、ウルップという商品が存在することを筆者も本調査で初めて知った次第である。「フラ」という二文字を共有する商品を五十音順に並べてみると、「フラニガン」の前後二個ずつには、フラッド、フラビタンなどのビタミン剤とともに「フラセラン」という別の抗癌剤が存在していた。この「フラセラン」とは、5FUの副作用を軽減させたフトラフール（一般名テガフル）の後発品なのであった。

一方、「ウルップ」に隣接する「ウルソニン、ウルチオ、ウルトラレンテインスリン、ウルバン」とはどのような薬であろうか。驚いたことにウルトラレンテインスリンが文字どおりインスリンである以外はすべて名も知れぬ後発品であったとともに、一般臨床医にとって商品名から想像するものとはかけ離れた薬効をもった後発品であった。

「ウルソニン」とはアルダクトンという利尿剤の後発品である。胆汁の成分から作られた「ウルソ」

という消化系薬剤が存在することから「ウルソニン」を利尿剤だと想像する外科医は筆者の周囲にも誰も居らず、重ねて「ウルチオ」が「キャベジンU」、「ウルバン」が「アルサルミン」という胃粘膜保護剤の後発品であることも筆者を含めてだれも知らなかったのである。

この調査で判明した問題点とは知名度の低い後発品には抗癌剤と類似した薬品名が多いことともに、抗癌剤を処方する際の誤認だけでなく抗癌剤でない一般常用薬の（特に後発品）を処方する際にも注意が必要であるということである。

実際われわれが抗癌剤を処方する際には他の薬剤処方以上に十分な注意を払うものである。しかし「抗癌剤以外」の後発品を処方する際に、その商品名と似た名前を持った「抗癌剤」が後発品として存在している可能性については殆ど認識していない。これは医師や看護師だけでなく院外の調剤薬局で働く薬剤師にとっても重要な問題である。抗癌剤を全く処方しない診療所の患者に対しても、院外の調剤薬局で抗癌剤を誤まって調剤される可能性が存在するからである。そして万一院外の調剤薬局で調剤ミスが発生した場合に、それを主治医が検知することは次回の外来診察まではきわめて困難なことなのである。

先発品の商品名で書かれている医師の処方箋を薬剤師の裁量によって同じ内容の後発品に振替えることを求める後発品メーカーの主張も、医療経済の観点から論議されてよいものである。しかし膨大な投資とリスクの下に新たな薬剤を開発する先発品メーカーの一定の権利を認めることも薬剤の進歩のためには当然必要なことである。

「ゾロ」という用語を「差別用語」として大変抵抗を持たれる業界関係者が存在することは重々承

知している。しかし後発品の商品名の多様性、類似性は、抗癌剤だけでなく日常の一般薬の処方や患者への説明に際しても大変なワークロードとリスクを医師や看護師に課しているのである。このような調査を行うのは外科医の研究として適切でないとご丁寧な忠告を頂いたこともあったが、このような薬品名の類似性は、本邦において医療事故を誘発しているソフトウエア上の大きな原因の一つと考えている。この問題が解決されるまでは筆者は敢えて「ゾロ」という用語を使い続けたいと思っている。

医療現場において事故の背後要因となりうるソフトウエア上の問題点は、もちろん薬品名の類似性だけではない。指示伝票や指示簿のあり方、指示受けから物品注文、調剤・輸液調整、投薬・注射・点滴までの情報と物品の流れや勤務体制など様々なものが存在する。まず現場における問題点を調査することが重要であるが、その際、人間工学・労働科学の専門家の協力を仰ぐことも有用であろう。ただ病院の規模や診療科、患者とスタッフの構成などによっても異なった状況が想定されるものであるから、一つの病院における成功事例を盲目的に振回すようなシンクタンクに対応を丸投げすればよいというものでもなければ、医療安全をセールスポイントにする「電子カルテ」を導入すればよいものでもない。

なによりも重要なことは、現場の医療スタッフ自身が、さまざまな医療行為において「不便」「危険」と思っていることを自助努力のみでカバーしようと抱え込むのではなく、チームや職場全体で情報を共有し、さらにメーカーや所轄官庁へと問題提起していくことである。本書で紹介するヒューマンファクターの内容が、そのような問題点への「気付き」の一助になることを願っている。

第5章 自動化にともなう新たな事故

1 ボーイング757、カリ事故の教訓

前節で紹介した思い込みや期待による「単位や言葉」の取違えは、まさに「To Err is Human」たる人間らしいエラーというものである。このようなエラーを防止するためにもさまざまな産業において自動化、コンピュータ化が行われてきた。旅客機の自動操縦装置でも単に方位、速度、高度などを維持するような段階から、各空港の様々な出発経路、到着経路から世界中の種々の航空路に至るまでコンピュータ内の情報を活用した自動操縦が可能な段階にまで進歩したのである。このようなハイテク旅客機では従来に見られなかった新たな事故が発生したのである。

航空関係者にはカリ事故というだけで通用する有名な事故は南米のコロンビア・カリ空港を目指して飛行中のアメリカン航空ボーイング757機で発生した。ボーイング757型機のコックピットに

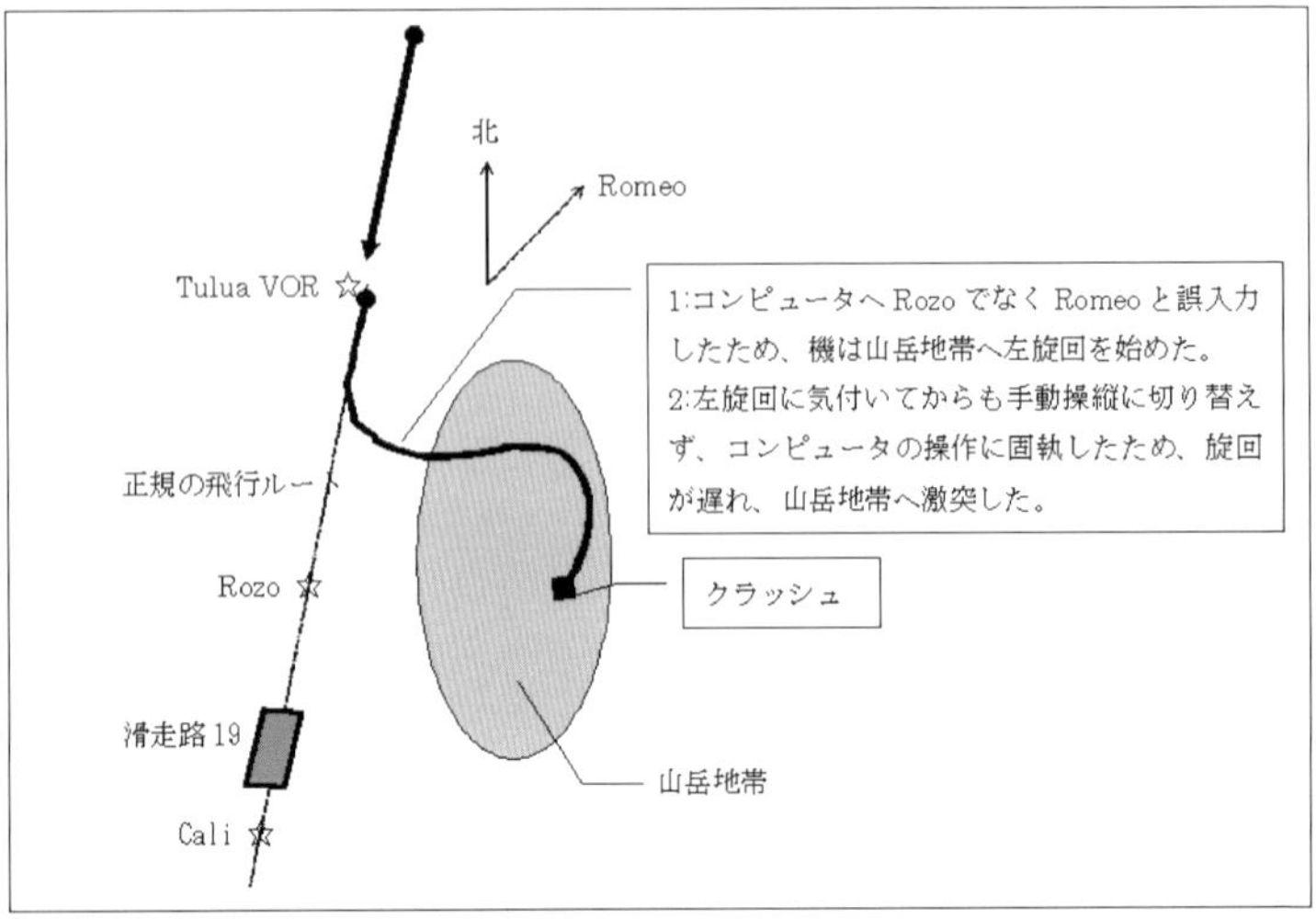
北
Romeo
Tulua VOR
1:コンピュータへ Rozo でなく Romeo と誤入力したため、機は山岳地帯へ左旋回を始めた。
2:左旋回に気付いてからも手動操縦に切り替えず、コンピュータの操作に固執したため、旋回が遅れ、山岳地帯へ激突した。
正規の飛行ルート
Rozo
クラッシュ
滑走路19
山岳地帯
Cali

図5−1　カリ事故の概念図

は以前の旅客機では個別の計器に表示していた「生」のデータをコンピュータで処理、統合して表示する統合型ディスプレーが採用されている。同機はボーイング767の姉妹機であり両者は胴体の太さが違うだけで共通した設計思想下に同時に製作されたハイテク機であり、統合型ディスプレーを始めとした航法機器の高度なコンピュータ化が行なわれたことから「グラスコックピット」のさきがけとされている。

事故機は当初、カリ空港の南側から着陸する経路（滑走路01）を予定しており、コンピュータから呼び出された進入経路が自動操縦装置にあらかじめ入力されていた。ところが急遽北側からストレートに進入するような着陸方式（滑走路19）に変更したため、クルーは自動操縦装置に再入力が必要となったのである。進入経路に位置するRozoというポイントをコンピュータ画面から選択しようとして誤ってRomeoの項を選択してしまったのが事故の発端である。Romeoとは空港とは全く異なる方向にあるポイントであるが、「馬鹿正直」なコンピュータは素直に左旋回を開始してしまったのである。周囲は山岳地帯であったが月明かりのない闇夜であった。予定外の旋回に気付いたクルーは、目的の航路に戻そうとしてコンピュータ画面をスクロールすることに専念してしまい、山岳を回避するタイミングを逸して同機は山に衝突してしまったのであった（図5–1）。

RozoとRomeoのミスクリックは誰しも起こしうることである。実際パソコンや携帯電話でメールを送る際、隣接する宛て先を選択しかけたことは誰しも経験することであろう。問題となるのは予定外の旋回に気付いたクルーは、そこで何もコンピュータの画面をスクロールすることに没入しなくても、方位だけを指示するより「低次元」の自動操縦装置のノブを数回廻すだけで方位変更が可能であったし、あるいはオートパイロットを解除し最も手馴れた手動操縦に切換えて意のままに飛行することも可能だったはずである。

もちろんこの事故にはいろいろな背景因子が存在する。出発時刻の大幅な遅れもあるし、山岳を回避しようとした同機にとって最後に致命傷になったことは、スピードブレーキの解除が十分でなかったため出力が十分に活かせなかったこともある。

しかし「古い」次元の自動操縦モードや手動操縦を用いることをなぜパイロットがためらったのだろうか？　なにかすべてをコンピュータを介して入力変更しなければ気が済まないような強迫観念にパイロットを追いたてた雰囲気が「グラスコックピット」に存在したのではないだろうか？

予定外の事態が発生した時にはワークロードが逼迫するものである。同機も様々な着陸への準備が重なる中で着陸前の経路変更を行う必要があった。離着陸の時ですらジェット機は時速三〇〇km前後で飛行している。このような速度で時々刻々変化している航空機において飛行指示をコンピュータに再入力する際、現在のコンピュータインターフェイスが果たして適当なものであろうか？　人間の「意を解してくれる」直観的な入力インターフェイスやソフトウエアが開発されるべきなのではなかろうか？

一九九五年に名古屋空港で発生した中華航空エアバスA３００‐６００型機の事故も、着陸復航しようとするコンピュータの意図と着陸しようとするパイロットの意図が相反し、急上昇、失速に至ったものであった。この事故ではエアバス社の「自動化思想」についてパイロットが良く理解していなかったと批判されている。確かにオートパイロットを正しく解除できなかったパイロットを糾弾することは容易であろう。しかし予定通りの運航においてはパイロットが退屈するほど完璧にコンピュータが操縦を代行し、いざ事が発生した際には、コンピュータを懐柔するためにキーボードと格闘しなければならない。これらの航空事故は「自動化と人間」に関する大きな問題を、航空関係者だけでなく心理学者、人間工学者、自動制御工学の専門家にも投げかけることとなったのである。

2　病院の電子化とユーザビリティ

筆者が医学部卒業した一九八五年頃にも病棟にはコンピュータ端末が存在していた。しかし血液検査のデータをオンラインで早く知ることができるくらいのもので、検査の指示や薬剤の処方は手書きの伝票が活躍していた。コンピュータオーダリングや電子カルテ化と称する医療機関のＩＴ化が急速に進行したのはここ一〇年のことである。まったく新しい病院では一気に完全なペーパレス化が行われることもあるが、多くの病院では診療や検査などの予約業務の電子化からスタートし、内服薬処方の電子化、ついで点滴処方のオンライン化、診療録（カルテ）の完全ペーパレス化と画像診断の完全フィルムレス化へと段階的に進むことが多い。

一〇年前に勤務していた大学病院でも外来診療棟の新築を期に診察と検査予約や外来処方箋の電子化が実施された。数ヶ月前から何回かに分けたコンピュータ入力の講習会を行なったのちに、外来診療の部分的なペーパレス化が実施されたわけであるが、コンピュータ操作に習熟するまでは、医師も看護師も患者さんに向かうよりコンピュータ操作に没入することを余儀なくされていた。ご定年間近の医師や看護師が、息子の世代の若手スタッフにいろいろと質問なさっていた姿には大変申し訳ないものを感じもした。しかしこれはコンピュータとソフトウエアのユーザビリティが甚だ未熟なだけであって、責めを負うべきは機械と設計者の側なのである。

その後筆者が勤務した職域病院や別の大学病院においても段階的に院内の電子化が進行していったが、その頃「カリ事故」の報告書を読んだ筆者は、病院のコンピュータオーダリングシステムにおいても、RozoとRomeoを誤入力したのと同様のミスがコンピュータオーダリングシステムにおける薬剤処方で発生するのではないかと危惧していた。また救急患者の対応時にはコンピュータ入力に要する手間と時間が問題になるであろうとも考えていた。

残念なことに時を隔てずして、某病院でサクシゾンという薬剤を点滴中に入れようとした医師が誤ってサクシンという薬剤をコンピュータ画面から入力してしまうという医療事故の報道に遭遇したのであった。サクシゾンとは急性循環不全（いわゆるショック）や中毒疹などに使用される副腎皮質ステロイドであり、サクシンとは筋弛緩剤であり全身麻酔をかける際に使用されるものである。薬剤師や看護師も若干の疑問を感じながらも再確認することなく、筋弛緩剤の入った点滴を患者に投与してしまったので、患者は呼吸が停止してしまい死亡してしまったのである。

サクシンとは基本的には手術室において全身麻酔をかけるときにしか使用しないものである。筆者がまず疑問に思ったのは、このサクシンがなぜコンピュータ端末からの点滴処方のメニューに入れられていたかという病院の薬品管理の問題点とともに、このような誤謬を誘発してしまった電子カルテのソフトウエア自体の責任を問う声が殆ど無かったことである。航空機に限らず一般民生品でもリコールシステムが立派に機能しているし、重大な副作用が発見された薬剤についても緊急医薬品情報を各医療機関に回覧するシステムが確立している。ところが誤投与を起こした某大手コンピュータメーカーからは納入医療機関とその使用者に対してなんらの警告ももたらされなかったのである。筆者と同様の疑問を持った大手新聞のある記者も、いくつかのメーカーや官庁等に取材を続けたが納得の得られる回答は得られなかったとのことである。

この事故を機に筆者の勤務先でもコンピュータ画面での薬剤ミスクリック防止のために、薬剤の表示間隔の拡大、選択薬剤名の色の反転表示、劇薬への「劇薬、選択ミス注意」といった表示などといった対応がなされた。しかしこのような対応は勤務先が専任のコンピュータ技術者を配置している大規

div. ①ST 3　500
②= ①＋ガスター1A＋ビタ剤一式
③＝①＋止血剤一式
④＝プラスアミノ500＋ガスター1A

vs

1　ソリタT3号（清水）500ml1瓶　静脈内点滴投与（末梢）
2　ソリタT3号（清水）500ml1瓶、静脈内点滴投与（末梢）、ガスター注射用（20mg）1バイアル、ビスコン注（5ml）1バイアル、パントシン注（200mg）1バイアル
3　ソリタT3号（清水）500ml1瓶、静脈内点滴投与（末梢）、アドナ注0.5%（10ml）1バイアル、トランサミンS注10%（10ml）1バイアル
4　プラスアミノ（500ml）1瓶、静脈内点滴投与（末梢）、ガスター注射用（20mg）1バイアル

図5-2　手書き伝票（上）とコンピュータ入力（下）

模病院ゆえに可能であったのである。依然としてこのような対応に欠けたコンピュータオーダリングシステムが販売されているのも事実である。

図5-2は某社から提示されたコンピュータオーダリングシステムにおける点滴指示案と従来の手書き伝票での記入例を比べたものである。この案を見た筆者が激怒したのは次のような理由からである。上段の手書き伝票の記載では、一日量約二〇〇〇mlの輸液が抗潰瘍薬であるガスターとその施設で決めてある「約束処方」に基づいたビタミン剤や止血剤一式の投与とともに指示されていることを直観的に把握することができる。一定の約束事をスタッフ間で交わしておけば「略号」の使用はプロの職業集団にとっては有用なツールであり、あらゆる産業現場におけるスムーズなコミュニケーションを支えるものである。

ところが院内電子化の拡張を検討する委員会で

某社が提示したオーダリングソフトでは、下段のように同じ内容の点滴指示をかくも細々と画面上に記載するのである。確かに製薬会社名まで表示された表示の方が会計処理は確実であろうが、この画面から治療内容をチェックし実際に点滴を作成する医療スタッフにとっては、従来の「手書き伝票」の記載方法の方がはるかに直観的な視認性に富み労働負荷も少ないことは自明であろう。筆者の現任地にはコンピュータやメディアを専攻する学生も多数在学しているが、このような「非人道的」なソフトウエアだけは作らないような教育を担当教員にお願いすることが外科医である筆者の任務の一つだと思っている。

コンピュータオーダリングシステムが抱えるもう一つの問題点は緊急時の対応能力が未熟なことである。筆者の勤務先で数年前まで使用していたシステムにおいては例えば胸部単純レントゲン写真を一枚撮影する際にも、八工程のマウス操作が必要であった。まず「画像診断」を選択し、「総合案内」の項から「一般撮影」、「妊娠確認」で「妊娠可能性」を否定、「部位選択」で「胸腹部」、「撮影方向」、「患者説明」で「了承」、「至急現像と読影」の要否、「愁訴や症状」と次々にクリックしたのちに「実行」指示を与えるわけである。コンピュータゲーム世代の若い研修医は見事な速度でクリックしていたし、確かに会計の取り漏らしもなければレントゲン撮影自体をデジタル化しオンラインシステムに接続することで、即座に画像を見ることが可能である。予約患者を落ち着いた状態で診療する場合には、さまざまな情報を確実にレントゲン技師や放射線科医師に伝えるというメリットも多い。しかし緊急時に手書きの伝票で記入していた「手軽さ」が失われたのも事実である。

さらに致命的な欠陥としては、オンライン化が進むほど、患者のＩＤ番号が無ければあらゆる検査システムに入力できないということである。筆者も救急車から直接外科外来に搬送された患者さんの緊急検査を入力する際、ＩＤ番号が決まるまで無用の時間を端末の前でイラツキながら待っていたことが多々あったのである。

完全電子化が完了した病院において大規模停電が発生すればどうなるのであろうか？　もちろん院内の手術室や集中治療室、あるいは検査室の一部は自家発電装置でバックアップされている。しかし院内のあらゆるコンピュータ端末が自家発電装置に接続しているわけではない。筆者はこれまで、大規模災害で通常電源や院内電話もストップした際に氏名・年齢も不明の患者が多数搬送されてきた場合には、男Ａ、女一、男Ｂ、女二、などと大きくマジックペンで患者さんに直接書き込み、対応する伝票には「男Ａ血型、血算、大至急！」「女二、胸部ＸＰ（レントゲン）至急！」などと書き込んで検査室に患者ごと送り込むようにと研修医に教育してきたが、ペーパーレス・デジタル化が完了した病院ではどのように対応すればよいのだろうか？

大規模災害や停電とは「想定可能」なリスクであるから当然それに備えた準備を行うべきである。ペーパーレス化、デジタル化、フィルムレス化が完了した暁にも、バックアップ用のなんらかのアナログ装置と伝票などの準備が必要となるのではなかろうか。

コンピュータ化に伴って新たな労働負荷が出現した病院も存在する。どこの病院でも重症患者で検査室に運ぶことができない場合は、レントゲン撮影装置や超音波診断装置をベッドサイドに運んで検査を行なう。院内の完全フィルムレス化が終了した某公立病院では検査機械を検査前にナースステーションに運んでホストコンピュータから患者情報を入力し、検査終了後あらためて器械をナースステーションに運び画像情報をホストコンピュータに転送する必要が生じたという。この病院の若手医師からコンピュータとやり取りする必要のない旧型検査機器の購入希望が「本当の緊急時」のために挙がっているという冗談のような話もある。批判されるべきは現場を知らないコンピュータシステム設計者とともにだまされた病院管理者ではなかろうか。

もちろん病院全体のオーダリングシステムの電子化には薬剤投与量の自動チェック機能、フィルムレス・ペーパレス化による迅速な情報伝達と統合的な情報収集、会計・在庫管理の迅速・合理化、患者誤認防止機能（ただし投薬・配膳・治療行為の最終場面を人間に依存することによる限界が存在する。）等様々なメリットが存在していることは事実である。筆者自身も現場の医療スタッフに優しいコンピュータオーダリングシステムの研究開発を一つの研究テーマと考えているが、なによりも重要な点はこのようなオーダリングシステムを一番使用するのはもっとも若手の医師、看護師、コメディカルスタッフなのである。いずこの組織も同じであろうが巨大な設備投資を要するシステムの採用を決定するのは上層部の役員会である。さまざまな経営判断が介入することは世の常であるが、コンピュータオーダリングシステムとは、事務の自動化ではなく診療行為そのものの自動化であることを、メーカー、監督官庁、そして病院経営者が理解することがきわめて重要なのである。

3　あらたなるエラー、モードコンフュージョン

ハイテク機の墜落と輸液ポンプ

人間工学者やプラントデザイナーの間で、「モードコンフュージョン」（モードの混乱）という言葉が広まっている。この言葉が話題となったきっかけの一つを紹介したい。

一九九二年一月、フランスのストラトブール空港に着陸しようとしたエアアンテーヌ社148便エアバスA320型機である。次節で述べるように320型機は、ヨーロッパ諸国の技術の粋を集積し高度な自動化が行われたエアバス社が誇るハイテク機であった。詳細な事故調査の結果、同機は着陸降下に際して、毎分三三〇〇フィートの降下速度を自動操縦装置に入力していたことが判明したのである。

同機のコンピュータへの入力装置は、降下角度と降下速度を小さなノブで切替えて入力するようになっていた。三・三度の進入角度で降下させようとした同機のクルーは、入力時に切替えスイッチが「角度」でなく「速度」で入力してしまったのである。入力量の表示はこれも小さな計器に三・三と表示されるようになっていたため、計器は「三三」と毎分三三〇〇フィートの降下速度を表示していたが、「三・三」という正常な降下角度を入力しているものと信じて疑わなかったのである。この事故の背景には、コンピュータは苦手で慎重で内気な機長と、ハイテクへの取っ付きは良く積極的だが気配りに乏しく小生意気な副操縦士間のチームワークの問題も指摘されている。

この事故は「モードコンフュージョン」なる用語を研究者間に広める契機となったものであるが、まったく同様の事故が医療現場でも話題になるようになった。一時間あたり数mlという微量の速度で正確に投与する必要がある薬剤がある。昇圧剤や降圧剤、抗不整脈あるいは麻薬や鎮痛剤などいずれ

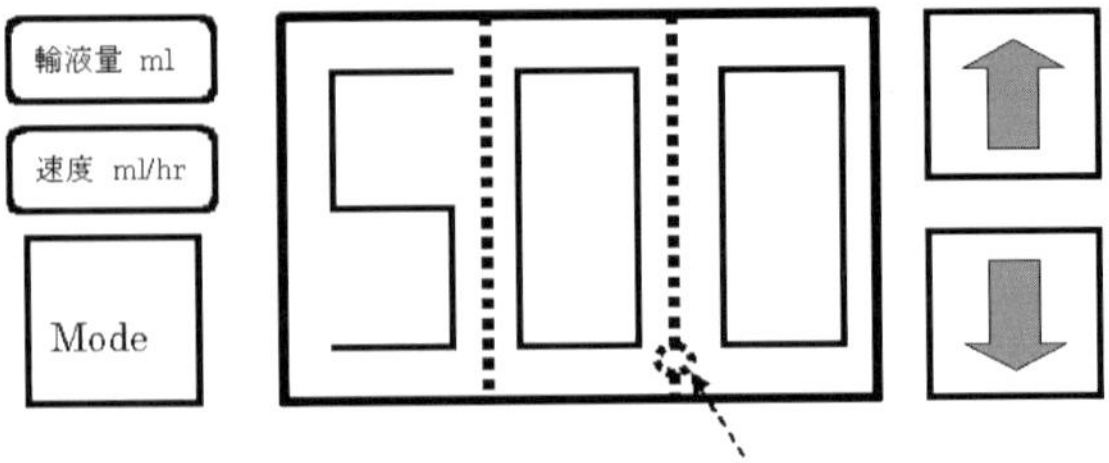

輸液ポンプの入力インターフェイスの典型例

Modeボタンで入力目的の総輸液量（ml）と輸液速度（ml/hr）を切替える（その上部の表示灯が点灯する）。数値の入力は矢印ボタンから行い、数値に応じて小数点表示が点灯する。総輸液量50mlを輸液速度のモードで誤入力すると、数ml/hrの速度で投与されなければならない薬剤が50ml/hrの速度で誤注入されてしまう。平成15年の厚生労働省通達において今後の新製品に対しては誤入力対策がとられるようになった。

図5-3　輸液ポンプにおけるモードコンフュージョン

も強力な薬効を有するものであり、過大な投与速度では血圧の危険な変動や呼吸の抑制などの副作用を有するものである。このような微量な速度の点滴を正確に行うために輸液ポンプが使用されるが、この輸液ポンプの輸液速度の入力ミスに起因する医療事故が頻発するようになった。

多くの輸液ポンプでは使用に際し輸液速度と総輸液量を入力するタイプとなっているが、二種類のデータ入力は入力「モード切替え」ボタンを切替えて、同じ入力ボタンから行なうものが殆どである。速度と総輸液量も同じ表示窓に表示されるものが殆どである。事故の多くは、速度入力モードになっていることに気付かないまま総輸液量を入力してしまうことで発生しているのである。例えば五〇ccの注射器に詰めた一時間二、三ccで注入しないといけない薬剤を輸液ポンプにセットする場合を考えてみよう。入力モードが総輸液量でなく輸液速度に切替わったまま総輸液量を四五ccと入力し、気付かないままポンプを作動させてしまうと、目的投与速度の一〇倍以上の速度で薬剤が注入されてしまうこととなる（図5−3）。

集中治療室の重症患者においては一人の患者に四、五台の輸液ポンプが使用されることも稀ではない。例えば一時間数mlで投与される数種類の薬剤と一時間五〇mlから一〇〇mlの速度で投与される輸液が一人の患者に同時に複数の輸液ポンプを使用して投与されることもある。複数のポンプが患者の周囲に並べられているので、薬剤交換時に、輸液ポンプ間の入力とモード双方の取違えが発生する可能性も併せて存在するわけである。

このタイプの事故はエアバスA３２０の事故と全く同様のモードコンフュージョンであり、個々人の注意喚起よりもハードウエア自体の改良が必要とされるものである。今後わが国で発売される輸液ポンプについては平成一五年に厚生労働省からの通達によっていくつかの事故防止対策を加えることが義務付けられた。たとえば流量が予定量よりも多いときは再確認しないと不作動とする、流量と予定量を別画面にする、整数部分と少数部分の大きさを変えた表示とするなどの対応である。このような対応は一歩前進であるが、現在の輸液ポンプ自体は使用を継続されるわけである。医療施設は他の一般産業に比べてきわめて零細であるので一台数十万円する輸液ポンプを病院全体で一斉に更新することは、公的な財政支援が施行されない限りは現実的には不可能なのである。

設計段階における人間工学的な対応が重要であることは当然であるが、既存のポンプの使用に際しては不必要な輸液ポンプは使用しないことや、モード誤認に際しても被害が最小限となるような濃度の工夫、ポンプのベッドサイドにおける配置の工夫、さらにモード確認を促すステッカーの貼付などのさまざまなエラーマネージメントが可能であろう。

ポンプの使用台数を減らす工夫としては、たとえば硬膜外注入麻酔への麻薬などの鎮痛剤の注入には、輸液ポンプでなく（輸液速度入力が不要な）バルーン式の微量注入器を使用したりする工夫もあるだろう。一時間三mlで注入する薬剤を一〇倍に希釈し一時間三〇mlで注入すれば過量投与のリスクは軽減する。ただしシリンジポンプを使用するような患者は重症患者であるから薬剤の投与濃度を希釈することは輸液の総量を増し、さらに薬剤の交換回数も増加させることとなるので現実的でないことも多い。また薬剤の希釈行為自体が新たな作業負荷や感染リスクとなることもある。

これまで筆者自身、集中治療室などで指示を出す際には看護師にとってもできるだけわかりやすくワークロードが減らせるような指示に努めてきた。もちろん必要な輸液ポンプを省略することは好ましくないが、薬剤希釈や投与経路のちょっとした工夫で調剤業務や輸液経路の管理が容易になることも存在するのである。また確かに「モード確認」というステッカーを貼付する行為は、一見原始的な対応で人間の注意喚起に頼るだけの不確実な安全対策と思われるかもしれない。しかし心理学的に「リマインダー」と言われるこのような注意喚起の道具は、一定の効果を持つものである。多くの医療施設では輸液ポンプのモードコンフュージョン事故一つとっても当事者のポカミスとして処罰され一件落着とされることが多かったが、再発予防のためには、まずこのモードコンフュージョン自体を真っ直ぐに見つめ、医療スタッフ全体として協力したエラーマネージメントが重要なのである。

4　機械とのコミュニケーション

ハイテク機と手術用マニピュレータの落とし穴

エアバス社の自動化思想

エアバスA320という旅客機がある。高度にコンピュータ化が進行し、「フライ・バイ・ワイヤー」（fly by wire）という設計思想を最初に民間機に取り入れた航空機である。ここの「ワイヤー」とは電線、電気信号を意味している。従来の航空機では方向舵、昇降舵などの操縦系統のコントロールには操縦桿の動きを鋼索や油圧といった物理的な動きで伝達していた。もちろん複数のバックアップシステムや油圧ポンプの使用といった機械化は進んでいたが、操縦士のアナログな入力を直接、動翼やエンジンに伝えるシステムであった。エアバスA320で採用されたフライバイワイヤーの操縦方式では、従来パイロットの目の前にあった操縦桿が無くなった。操縦士は傍らにあるコンピュータゲームと全く同様の形態をしたサイドスティックと呼ばれる「入力装置」を片手で操作するのである。ここで大事なことはサイドスティックとは、操縦系統に油圧などを介して直結したアナログ入力装置ではなく、パイロットの入力を電気信号に変えてコンピュータに伝える「スイッチ」に過ぎないということである。コンピュータがサイドスティックでの電気入力をコンピュータの論理で判断し、適切な操縦系統の指示に読み替えて、種々の動翼やエンジン出力を制御するのである。

飛行機でも自動車でも操縦桿やハンドルを真っ直ぐにした状態では「真っ直ぐに進め」という指示である。ところがエアバスA320では、サイドスティックが中立の位置にあるということは、旋回、上昇などといった「今の動きをそのまま維持しろ」ということなのである。また従来機では二人の操縦士の前にある操縦桿の動きは機械的に連動していたし、速度や姿勢に応じた「舵」の効きを操縦桿

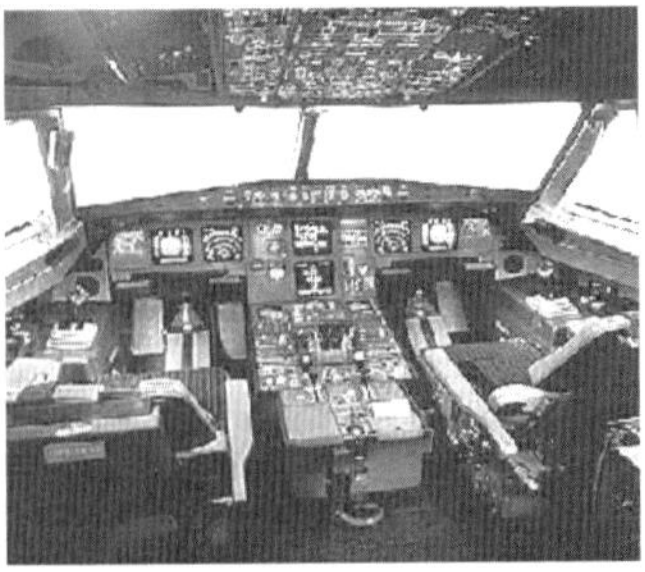

Air Bus A320：サイドスティックを採用

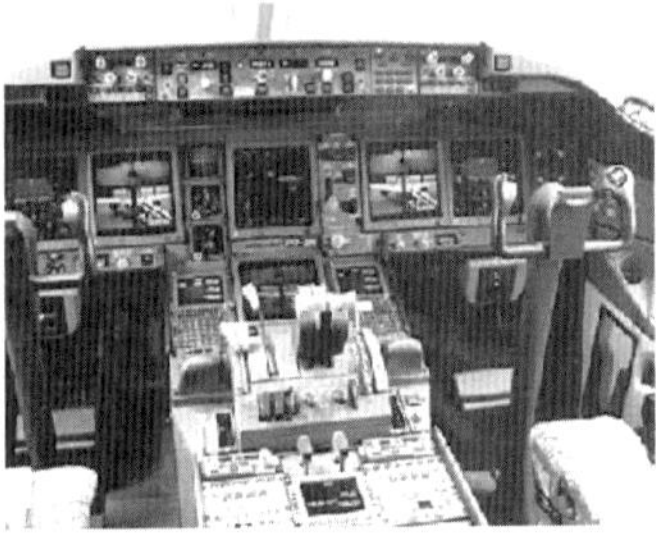

Boeing 777： 操縦桿を採用

ANAホームページより引用

図 2−1　エアバスとボーイング社のグラスコックピット

の「重さ」として知ることが可能であった。このため二人の操縦士に互いに相手の意図や機体の状態を理解することが容易であったが、サイドスティックではスイッチに過ぎないので入力してないほうのスティックは全く動くことがないし、力覚としてのフィードバックもない。もちろん目の前のデジタル計器の表示から、パイロット同士の意図やコンピュータや機体の状態を理解ことが可能であるが、このようなサイドスティックからの入力方式には大変な抵抗を感じるパイロットも多かったと聞く。

従来機はアナログ入力であったエンジンのスロットルも、エアバス機では形こそ従来のスロットルに類似しているものの小さなコック状のレバーに変わり、数段階の切換えスイッチとなったのである。従来機でもコンピュータによるオートスロットル（自動推力制御）機能は存在していたがオートスロットルの作動中も前後にスロットルレバーが移動するので、パイロットは直観的にコンピュータの意図や作動状況をモニターすることが可能であった。ところが単なる切換えスイッチと化したエアバス機のスロットルレバーは、自動推力制御中もまったく動くことはないのである。このスロットルレバーにもサイドスティック同様、抵抗を覚えるベテランパイロットが内外問わず多かったというが、これを中年パイロットのコンピュータアレルギーと片付けるだけでよいのだろうか?

エアバス社がこのような自動化を採用した理由とは、人間と機械との間にコンピュータを介在させることによって人間からの異常な入力指示を拒否させるだけでなく、コンピュータに最も安全かつ最適な飛行状態を選択させようとしたからである。

例えば従来の航空機では操縦桿を目一杯引くと機体は上を向くが、エンジン出力を上げなければやがて失速する。サイドスティックでは失速する前に、コンピュータがエンジン出力を自動的に増大するだけでなく、失速させるような機体の姿勢への指示は自動的に拒否し、コンピュータが安全と考える範囲内でしか機体の姿勢を採らせないのである。機体が壊れるような急旋回も自動的にブロックするようになっている。

数年後ボーイング社も操縦系統のフライバイワイヤー化を行なったが、ボーイング社の採用した自動化の哲学はエアバス社とは対象的であった。まず従来どおりの操縦桿を残したのである。もちろんボーイング社でもフライバイワイヤー機の「操縦桿」とは「スイッチ」に過ぎないが、ボーイング社では、二つの操縦桿の動きを連動させているしコンピュータによって従来機と同様の力覚フィードバックを再現しパイロットに伝えている。さらに機体が危険な姿勢に入ろうとすると、急激に操縦桿の動きを「重く」してパイロットに警告を与えるようにしているが、最終的にはパイロットの意思を優先させる方式を採用したのである。これは機体が壊れても障害物を避けるために急旋回などが必要になることも否定できないし、その決定権は現場のパイロットにあくまで委ねるべきであるという考え方である。

これに対しエアバス社は緊急時の裁量権をコンピュータの側に多く委ねた。より正確にいえばコンピュータソフトウエアを「設計した技術者の論理」に委ねたのである。このような自動化哲学の相違は現場の運航関係者だけでなく工学者、心理学者などに大論争をもたらしたのである。先にも述べたが、一九九五年に名古屋で発生した中華航空エアバスA300-600型機の墜落事故は、手動操縦で最終の着陸進入を行なっている際、誤って自動的に着陸復航を指示するレバーに触れてしまったことに起因する。エアバス機において着陸進入や着陸復航中に自動操縦を解除する方法はその他の飛行モードとは異なった方法であったが、このことを十分に理解してなかったクルーは、正しく自動操縦装置を解除することなく着陸コースを維持しひたすら降下を続けようとした。ここで再上昇しようとするコンピュータの意図とパイロットの意思とが対立し、まったく相反する姿勢制御指示が同時に入力されたために、急上昇、失速という破綻に至ったのであった。エアバス社は着陸直前に自動操縦を容易に解除できる方がかえって危険なので、着陸復航（着陸中止）の操作も含めてコンピュータ（設計者）側に委ねたと論じ、これは視界の悪いヨーロッパならではの発想だという評論家もいる。そしてボーイング社がコンピュータよりもパイロットを優先する設計思想を採用した一つの理由には、米国大陸にはダウンバーストという急激な下降気流に着陸寸前に巻き込まれる事故が多く、そのような際には仮に機体が損傷したとしても熟練したパイロットの判断を優先させるべきであるという事情を挙げている。

ともあれ航空機における高度な自動化は、安全において二つの新たな課題を突きつけた。一つはオペレーターである人間がシステム全体の作動状況を直観的に理解し制御することが困難になったということであり、もう一つは「どこまでを自動化しどこを人間に委ねるのか」という機械と人間の役割分担についての課題である。そして機械と人間の役割分担については、正常運転時、異常運転時、シナリオのあるトラブル、シナリオのない想定外のトラブル時など様々な場面において検討されねばならない課題ということも判明したのであった。

内視鏡外科手術と手術用マニピュレータの出現　今日第一線で活躍している医用電子機器（ＭＥ機器）とは八〇年来の歴史を有する電気メスや心電計等を嚆矢とし、二〇世紀後半に高度な進歩を遂げたものである。血液検体検査などは高度に自動化され、検査の指示から結果の伝達まで院内全体のコンピュータシステムに組み込まれていることはすでに述べたところである。自動診断機能を有する心電計は広く市井の診療所にまで普及しているし、集中治療室等の生体情報監視装置は多くのバイタルサインに関する自動記録システムと警報機能を備え、コンピュータを含めた数多くの工学技術の進歩の恩恵が活用されている。医用機器の生産と整備においても様々な自動検体検査装置、画像診断装置から手術や放射線治療用に供する治療用機器に至るまで、他の産業領域と同様に品質管理の手法をフルに活用し一定の仕様規定を維持する実績が存在する。

しかし実際に患者さんに接する治療行為においては航空機のような高度な自動化は見られていない

のが現状である。それ以前に採血、点滴といった基本的な診療行為がすべてマンパワーに委ねられているのが現状である。入手した生体情報に基づき一定の治療行為までを自動的に行なうME機器は、ペースメーカーや自動除細動器を除いては存在していない。血圧・心拍数・尿量などの基本的な循環系パラメーターを監視し、昇圧剤、抗不整脈薬や利尿剤などの薬剤を自動的に投与する自動循環管理システムの提言は昭和三〇年代後半からなされているものの、現在に至っても広く現場に採用されているものはない。

理論的なモデル化が比較的容易な循環器病領域においてすらこのような自動化が基礎研究のみに終わり、大学病院や循環器病センターにおいてすら実際の臨床には採用されていないことには次のような理由が考えられる。まず循環器病においても、症例毎に消化器系・神経内分泌系・血液凝固系など他の多くの臓器との相関や患者さんの心理や社会的背景など多彩な因子を考慮した総合的な判断が不可欠だからである。さらに治療行為の意思決定とは医師の存在理由《レーゾンデートル》そのものであり、これをコンピュータに委ねることへの拒絶反応が患者やその家族のみならず臨床医そのものにも存在するからであろう。航空機の自動化では、離陸後車輪の収納を指示し自動操縦装置に切替えた以降は自動的に目的地まで飛行し、地上支援設備などを含めた一定条件下での完全自動着陸まで可能となっている。これに対し医療における自動化が計測や検査、情報処理などにおいては高度に進行したにもかかわらず、患者さんに直接接する治療面での自動化があまり進行せず、人間自身に委ねられているのはこのような背景が存在するのである。

ところが一九九〇年代に手術機器に産業用ロボット技術の応用を目指す研究開発が急増してきた。

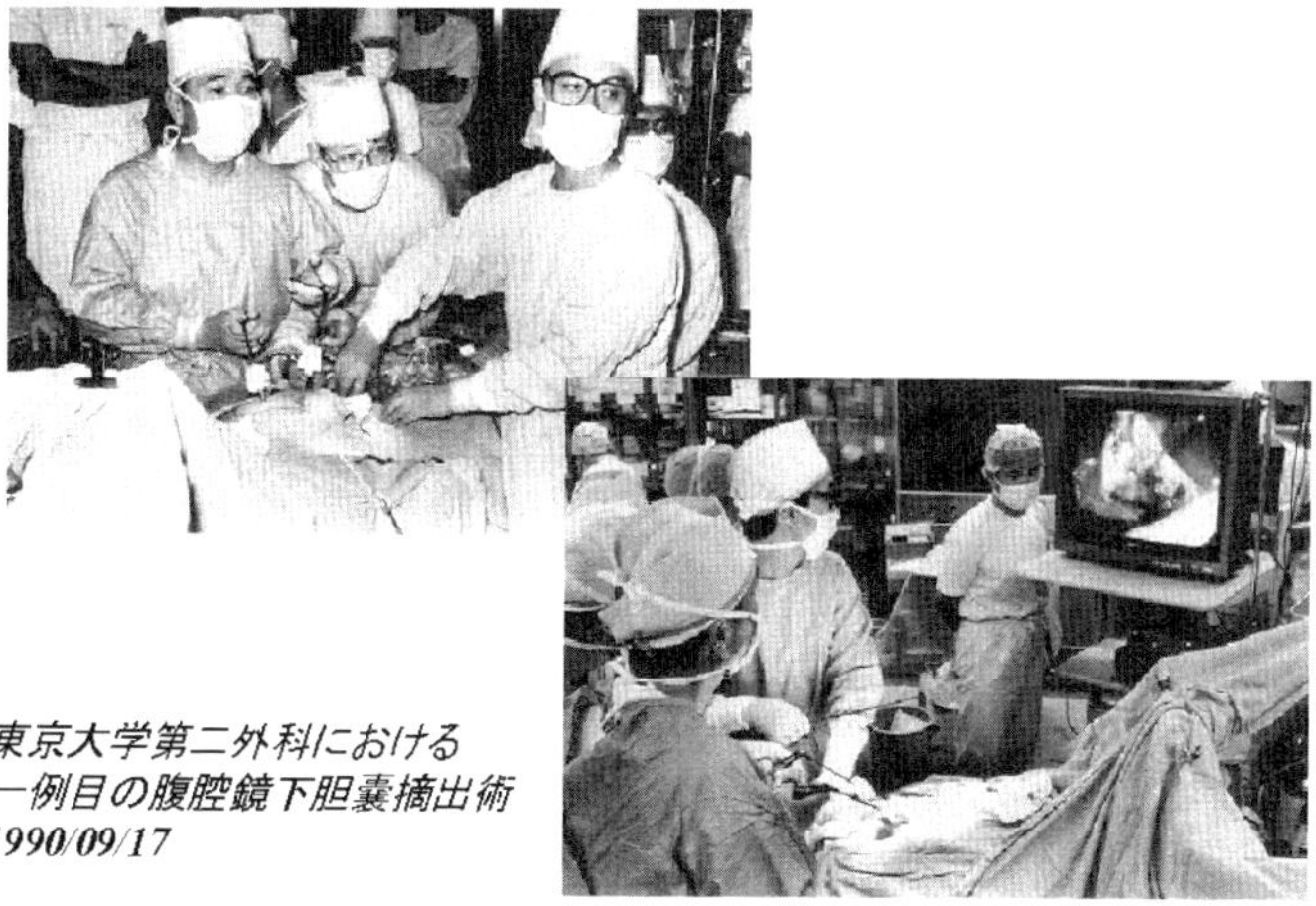

図5-5　腹腔鏡下胆嚢摘出術

この背景には同時期における内視鏡外科手術の進歩と普及がある。内視鏡外科手術とは腹壁などに直径五㎜から一〇㎜の手術機器挿入用の小孔（ポート）を数ヶ所作成し、ここから内視鏡（腹腔鏡）と細径の手術器具（専用電気メス、鉗子、鋏など）を挿入して手術を遂行するものである。

腹腔鏡を用いた検査や処置は以前から婦人科や肝臓内科領域で行なわれていたものの、急速に普及したのはフランスのMouret（一九八七）や米国のReddick（一九八八）らによって電子内視鏡下に施行された腹腔鏡下胆嚢摘出術を契機としている。本邦でも一九九〇年に東京大学の出月康夫教授や帝京大学の山川達郎教授らによって腹腔鏡下胆嚢摘出術が開始された。

従来の胆嚢摘出術では二〇㎝程度の切開と少なくとも術後一週間程度の入院を必要とするものであった。腹腔鏡下胆嚢摘出術はその低侵襲性（患者への負荷が小さいこと）ゆえに、胆石症の症例数が膨大であることもあって急速に普及したのである。日本内視鏡外科学会の調査によれば、一九九〇年には二九九件に過ぎなかった本邦における腹腔鏡下胆囊摘出術の手術件数は、二〇〇一年には二万一〇〇四件となり、全胆囊摘出術の八四・三％が腹腔鏡下に施行されている。呼吸器外科領域でも若年者に多い自然気胸に対する胸腔鏡下手術は一九九一年の四件から二〇〇一年には一八一件にまで増加している。

従来からの外科手術は大きく胸腹部を切開し外科医の五感をフルに活用した手術操作が可能であったが、内視鏡外科手術ではディスプレーに写される二次元画像情報の下に限られた作業空間における遠隔操作を余儀なくされている。また従来の開腹手術では突発的な出血などに対しては外科医の指で咄嗟に出血点を圧迫し丁寧に縫合することが容易であったが、このようなリカバリーショットは遠隔操作を宿命とする内視鏡外科手術では不利なのが現状である。そしてこのような内視鏡外科手術の弱点が、マニピュレータや画像に関する内視鏡外科支援工学の研究開発の原動力ともなっているのである。

今日、市販されている手術用ロボットの中で、内視鏡の操作を自動化したマニピュレータとしてはイソップ™（Computer Motion社）、ナビオット™（日立）等が販売されている。また手術操作自体を行なうマニピュレータとしてはダビンチ™（Intuitive Surgical社）、ゼウス™（Computer Motion社）が有名である。もちろんコンピュータ自体が判断して自動的に手術するのではなく、操作用コンソール（マスター）から術者が遠隔操作を行なうことで患者の体腔内に挿入したマニピュレータ（スレイブ）を操作するものである。

このような手術操作への自動化・ロボティクスの応用には、従来の外科医の手技を単に代行するレベルのものから、機械化の特性を活かしてヒトの作業精度を向上させうるもの、さらに既存の治療手技を超えた治療手技をもたらしうるものなどにも区別される。コンピュータ設計（CAD）とコンピュータ三次元加工技術（CAM）を整形外科手術における骨の掘削に利用したロボドック™は、従来の手作業による掘削に比してはるかに高い精度の作業を可能にしたという点で、自動化の恩恵を最大限に活用したものである。また心臓の拍動にマニピュレータの動きを同期させることによって、心臓の拍動を保ったまま冠状動脈への血管吻合を目指す研究（モーションスタビライザー）もわが国で行なわれているが、これもヒトの能力を超越しうるものである。脳外科領域で手術を超える臨床効果をもたらしつつあるガンマナイフをはじめ、体外からの集束超音波による骨きり術の基礎研究などは、既存の治療手技のパラダイムシフトをもたらしうるものと言えよう。

このような中でエアバス機の自動化と同様の問題が発生するのではなかろうかと筆者は考えている。ダビンチに代表される手術用マニピュレータのマンマシンインターフェイスを振り返ってみると、現在の技術水準の中で一応のユーザビリティは評価されている。しかし三次元視や力覚提示の課題のみならず、操作に一定の訓練を要するという点においてさらに「直観的」な操作インターフェイスの開発が求められている。また緊急避難的に通常操作からの逸脱を余儀なくされる臨床の場面においては操作者の意志を優先させる設定も要求されるのである。

それ以前の問題として手術チームにおける共同作業と教育の問題がある。従来の開腹手術では、執刀医（術者）の意図と操作を第一助手（「前立ち」と呼ばれる）をはじめとする手術スタッフが容易

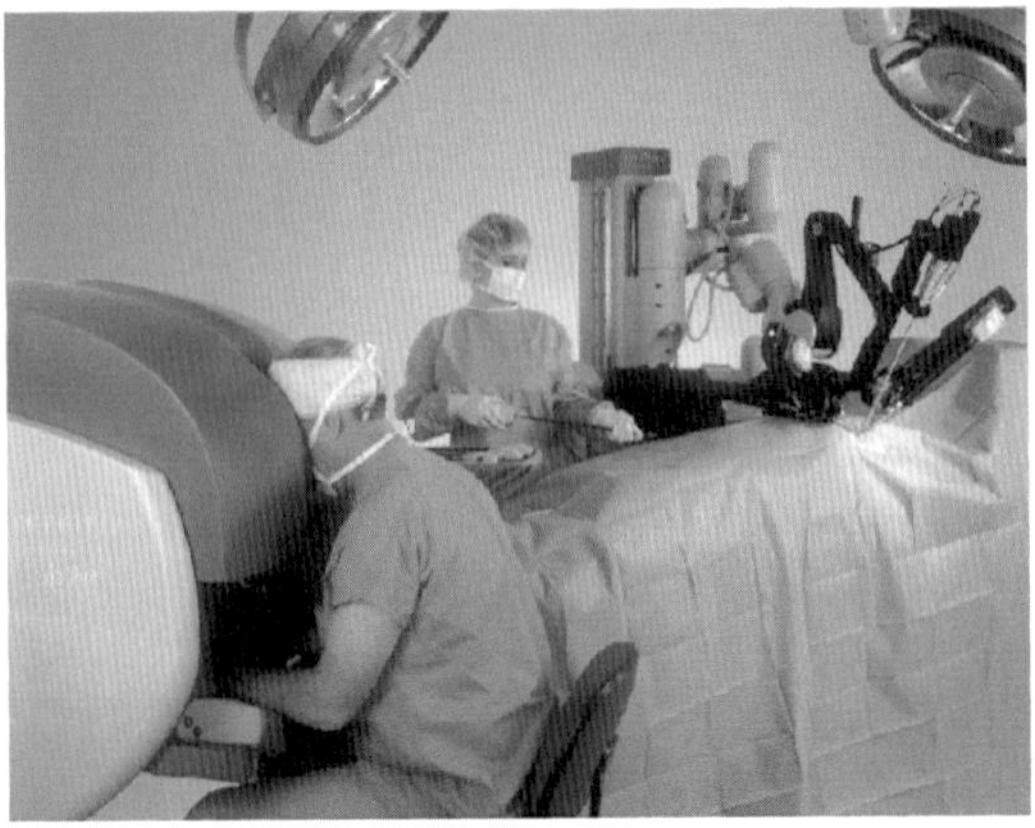

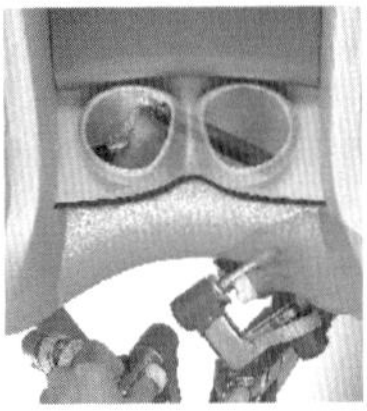

Intuitive社資料より引用

図5-6　内視鏡手術用マニピュレータ “ダビンチTM”

に理解することが可能であった。従来の手術では助手が執刀医の意図を読みとり、手術部位の組織や臓器を適切な位置に移動し保持していくことで、的確かつ安全な切開や縫合操作が行なわれている。術者と数人の助手間、特に術者と前立ちの間には手術操作の力や方向などについて、言葉を介さない濃密なコミュニケーションが触覚・圧覚・視覚によって行われているのである。特に修練中の外科医が術者となる場合、第一助手には上席の指導医が担当することとなっているが、その際文字どおり「手を取って」指導し、指導医が執刀するのと同等の手術が行なわれるようにしているのである。これはエアバス以前のコックピットにおいては、スロットルや操縦桿の動きや力感覚から、航空機の自体の状況ともう一人のパイロットの意図を認知することができたことと同様である。

ところが内視鏡手術においては従来の手術チー

ムの協力や教育とは違った状況が出現したのである。内視鏡手術においては術者がなにをやろうとしているのかは、画像ディスプレーから読み取るしかないし、従来の手術では容易に直接理解することが可能であった術者の力加減などの理解も困難である。内視鏡手術においても術者がやりやすいように臓器を移動させたりカメラを動かすことが助手に要求されているが、これらの情報は術野から直接把握するのではなく、ディスプレーに映し出された二次元画像から読み取るしかない。もちろん内視鏡外科手術においても細径の手術器具を介して臓器の触圧覚を知ることは可能であるが、その器具に触れているスタッフのみにしか判らないものである。したがって従来の手術では「阿吽《あうん》」の呼吸で行われていたスタッフ間のやりとりも、より言語化されたコミュニケーションで行なわれる必要が出てきたのである。

さらにダビンチなどの手術用マニピュレータでは術者は手術台の脇に置かれた「マスター」コンソール内のディスプレーを見ながら、「スレイブ」マニピュレータを操作するのである。組織を切開した感触も伝達されないので画像ディスプレーからの「組織が切れた」という視覚情報のみに依存している。同様に助手が行なう手術器械の入替などの操作も画像ディスプレーからの視覚情報と術者からの言語コミュニケーションに頼るしかないのである。もちろん手術用マニピュレータにおける術者への触圧覚の提示も熱心に研究されているし、技術進歩によって人間をはるかに超えた精密な手術を行ないうるユーザーフレンドリーな手術用マニピュレータの可能性を筆者自身否定するつもりは毛頭ない。

日本内視鏡外科学会はその発足当初から、「熟練者との手術経験や従来の手術手技自身に十分に習熟していること」など内視鏡外科手術の執刀におけるガイドラインを発表している。しかし内視鏡外科手術やダビンチのような手術用マニピュレータの登場に際しては、従来の手術に馴れた一部のベテラン外科医からは内視鏡外科手術の存在自体に対する大いなる批判も出現してきた。また内視鏡外科特有の合併症も発生し、医療「事故」として世間の糾弾を受けているのも事実である。このような批判や合併症を単に「古い」外科医からの感情的な批判とか新技術に溺れる若手外科医の勇み足などと片付けることは容易である。しかしそこには内視鏡外科と内視鏡外科支援工学の進歩のなかで出現した「技術と人間の関わり方」に関する本質的な問題点が含まれているのであって、それらの課題はヒューマンファクター科学のさまざまな知見を活用して学際的に研究されるべきものである。

航空機へのグラスコックピットとフライバイワイヤー技術の導入に起因した事故に対しては、現場のパイロットとともに心理学者、医学者、工学者などが膨大な研究を遂行し、その成果が「人に優しい自動化」を目指して現場に還元されてきた。二〇世紀最後の一〇年に急速に普及し今なお進歩を続ける内視鏡外科手術と内視鏡外科支援工学技術においても同様の研究と対策が求められており、航空界で採用された集学的な研究体制のありかた自体が先達として参考にされるべきなのである。

第6章　ヒューマンエラーと安全教育

1　一般産業における取り組み

これまでの章ではヒューマンエラーを惹き起こす様々な背景と対策について述べてきたが、本章では安全に対する教育について論じたい。日本の戦後復興の過程を振り返ると、昭和三〇年代には毎年労働災害によって六〇〇〇名前後の死者が発生していた。昭和四七年の労働安全衛生法施行を始めとする機械・手順・組織・法律などの面での総合的な取り組みと安全文化の高まりも功を奏して産業事故は減少した。さらに昭和四九年に石油化学プラントで一〇〇あまりの事故が発生したことも契機となって、製造業における総合的な安全対策が一層推し進められた。昭和五〇年代後半における機械の高度な自動化に加え日本の社会全体の経済成長と安全意識の向上によって、死亡事故は年間二五〇〇人前後にまで減少したのである。

しかしこれ以上の死亡者の減少がなかなか達成されないのも事実である。世界に目を向けても昭和五〇年代半ば以降もスリーマイル島原子力発電所事故（一九七九年）、インド・ユニオンカーバイトの有毒物質漏洩事故（一九八四年）、チェルノブイリ原発事故（一九八六年）など巨大技術システムの破綻による大事故が発生している。一九九〇年代においても安全に対する最も高額な投資を行い安全文化も確立されている日本の電力業界ですら、一九九一年の関西電力美浜原発事故、一九九五年高速増殖炉「もんじゅ」事故、一九九九年東海村ウラン加工施設臨界事故と、これまでは考えられなかったような種類の事故が発生するようになった。

このような中で人間、機械と組織を総合的に捉えた安全対策の研究と開発が真摯に取り組まれているのが現状である。現在では労働安全を作業者個人の教育訓練にのみ依存することは論外であり、機械や組織の側で危険ゼロを達成することが世界の趨勢となっている。

しかしこれは教育訓練自体の価値を否定するものだと誤解されてはならないし、経済的にも人的にも恵まれた航空や電力業界だけでなく市井の一般製造業で地道に取り組まれてきた安全に対する教育のあり方を知ることは、医療人にとっても重要である。一般産業における数多い安全教育のなかで、ここでは危険予知トレーニングと事故の分析手法について紹介しよう。

危険予知トレーニング

危険予知トレーニングとは一般製造業や建設業の第一線における安全教育に活用されているものである（KYトレーニング、KYTと呼ばれる）。ここでは長町が推奨し新KY訓練として広く一般産業に普及しているものを紹介しよう。

長町は大脳の機能を「白みそ」と「赤みそ」に分けて説明している。白みそとは、知恵や価値観に基づいた冷静な安全意識を掌る大脳新皮質の機能であり、赤みそとは、感情、衝動、本音といった危険行為を誘発するような感情を掌る旧皮質の機能である。新KY訓練とは、参加者を五、六人の小グループに分け、リーダーと書記を選出することから始まる。

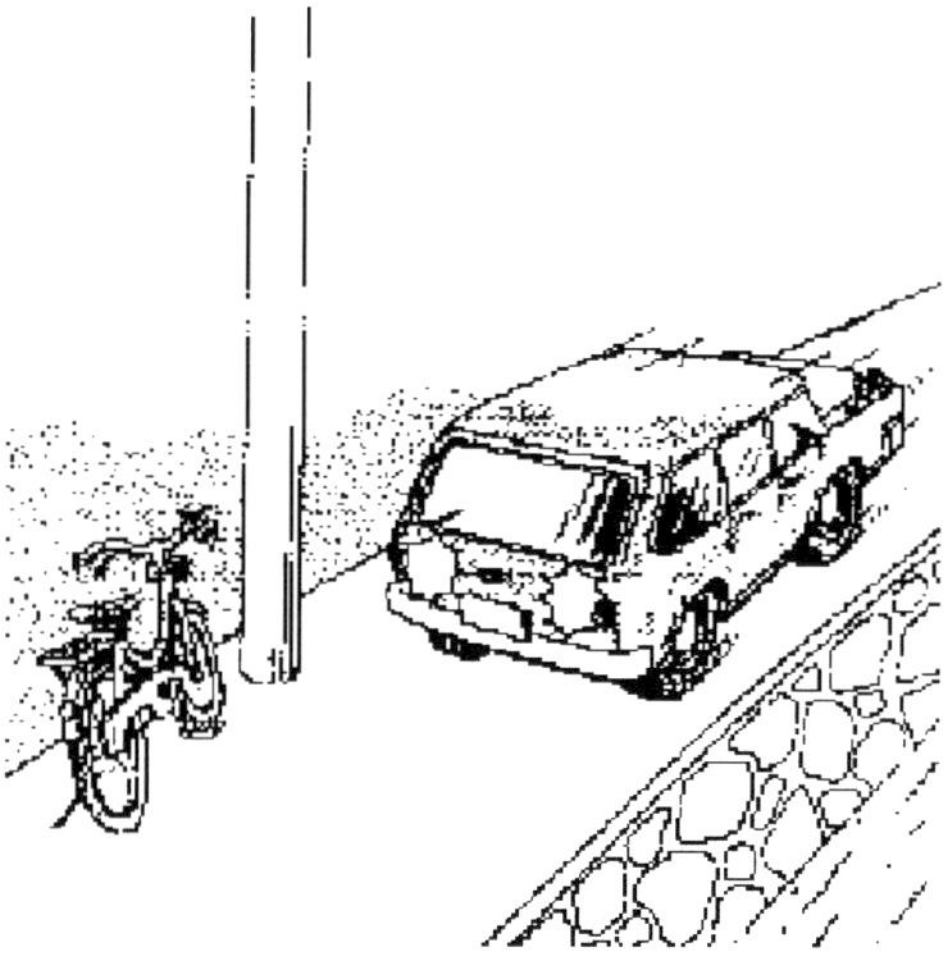

長町三生：安全管理の人間工学、海文堂、1995より引用

図6-1　危険予知トレーニング（長町による）

最初の二〇分間では図6-1のような絵を見せて、「次にどのようなことがおこりそうか」を予測させ、そしてその裏に潜む本音や欲望を「赤みそ」の働きとして記載させる。この図では「片側が川で柵の無い狭い道で自動車をバックさせる。電信柱の後ろには自転車が置いてある」という状況が設定してある。このステップを長町は「危険要因の発見と赤みそ」と称している。

次の「自己への意識化」という一〇分間のステップでは、絵を見て気付いた自分自身のヒヤリハット経験とその背後にある本音や欲望である「赤みそ」の状態を一人ずつ話してもらうのである。第三のステップは「価値観の育成」（一五分間）である。ここでは元の絵に戻って、各自が安全に作業するにはどのようにすればよいかを考え、その考えを模造紙に記入してもらい、全員で安全な手順について討議するのである。最後の「安全目標」のステップ（五分間）では、メンバー各自の行動目標とともにグループ全体の安全目標を決定する（例えば「バック時には降車して後方確認励行！」）。さらに書記が模造紙にグループの安全目標を書き込み、グループ員が手を重ねて安全目標を唱和（タッチ・アンド・コール）して訓練を終了するのである。

長町はこの新ＫＹトレーニングとは、「新皮質（白みそ）にむき出しの自己を見詰めさせることで、自己の行為を整理し、旧皮質（赤みそ）の作用をコントロールする」という行動療法やカウンセリング理論を利用した心理療法と述べている。新ＫＹ訓練導入時に利用する絵としては長町自身の経験によれば、このような自動車をバックさせる絵が一番効果的であったとのことである。この絵に掲げた状況は職業、地位を問わず誰もが経験しうることであり、また横着をしようとする「赤みそ」の誘惑を受けやすいような状況だからでもあろう。

そして重要なことはこのような訓練は一回で終わるべきものではなく、訓練効果が上がっているかをフォローアップすることが大事である。例えばグループ安全目標として例示した「バック時には降車して後方確認励行」がどのくらい守れているか自己申告させ、守れなかった背景などについてグループで定期的に討議するのである。このような定期的なフォローアップによってグループ全体の安全意識が高まり、安全への行動変容が可能となるのである。

これまで医療現場でもＱＣ活動の一環とした職場活動は看護師を中心として行われてきたが、このような新ＫＹトレーニング活動も特定の職種だけでなく医療チーム全体として取り組まれるべきものである。

事例分析の手法

前節で紹介した危険予知トレーニングにおいてもただ一回で終わるのでなく、定期的なフォローアップによる効果の判定とフィードバックが重要であると述べた。さまざまな人間活動において一定の割合で、エラーが避けられないことは繰返し述べてきたところである。発生してしまったエラーをそのままにするのでなく再発予防に活かすためには、個々の事例を客観的に分析することが大事である。

まず重要なことは事例分析の目的とは「事故の再発予防とインシデント（準事故、ヒヤリハット）の増悪防止」であり、そのために事例分析を通じて「事例から得られる教訓を共有化」するということである。そしてなによりも忘れてはならないことは、事例分析とは「犯人探しや懲罰」を目的とするものではないということである。インシデントレポートシステムの運用については第7章で改めて論じるが、科学的な事例分析を通じてこのような目的を達成するために前提となるのは、事例報告における「自主性」「匿名性」「免責性」という大原則である。

もう一つ事例分析において忘れてはならないことは、事例分析とは三つのステップからなることである。第一のステップは事例の整理と問題点の抽出、第二が背後要因の抽出と対策案の提示、第三のステップが対策の実施と効果の評価である。多くの「事故報告書」や「始末書」が「事例の中途半端な報告と反省の言葉」で終わっていることは論外としても、第三のステップにおいて「効果の判定」がおざなりになっていることは多々見られるところである。特に事故を契機に新たに設けられた対策が、現場のスタッフにとって新たな労働負荷となり別のエラーを誘発する背景とすらなっていることも存在するのである。ここでは代表的な事例分析手法の概要紹介に留め、手法の詳細は巻末の参考文献を参照されたい。

事象関連図

事例分析は事象関連図として事例の概要を書き出すことから始まる。さまざまな手法が紹介されているが、事例の概要を「誰が、いつ、どこで、何を、どのように」という4W1H（who, when, where, what, how）に基づき、日時・場所・天候などのデータとともに、とにかく書き出してみることが大事である。続いて不明点を洗い出しながら、事象同士を関連付けて取るべき行動と比較しながら分析と修正を繰り返していくのである。次に書き出した事象関連図のなかで、4W1Hの観点からいつもと違う事象の有無や、無理なことを経験で補っていることがないかどうかについて問題点をチェックしていくのである。

例として「電子カルテ化が完了して一ヶ月後の某病院。水曜日の夕刻一九時、血管造影検査の終了が遅れたため、指示にあった抗生物質が入らないまま点滴が施行された」という事例を図6-2に挙げてみた。この図から、抗生物質が投与されなかったという事例の問題点として、検査終了の遅延、電子カルテ上の未チェック、未投与薬剤置場が不定であることの三点が浮き上がってきている。

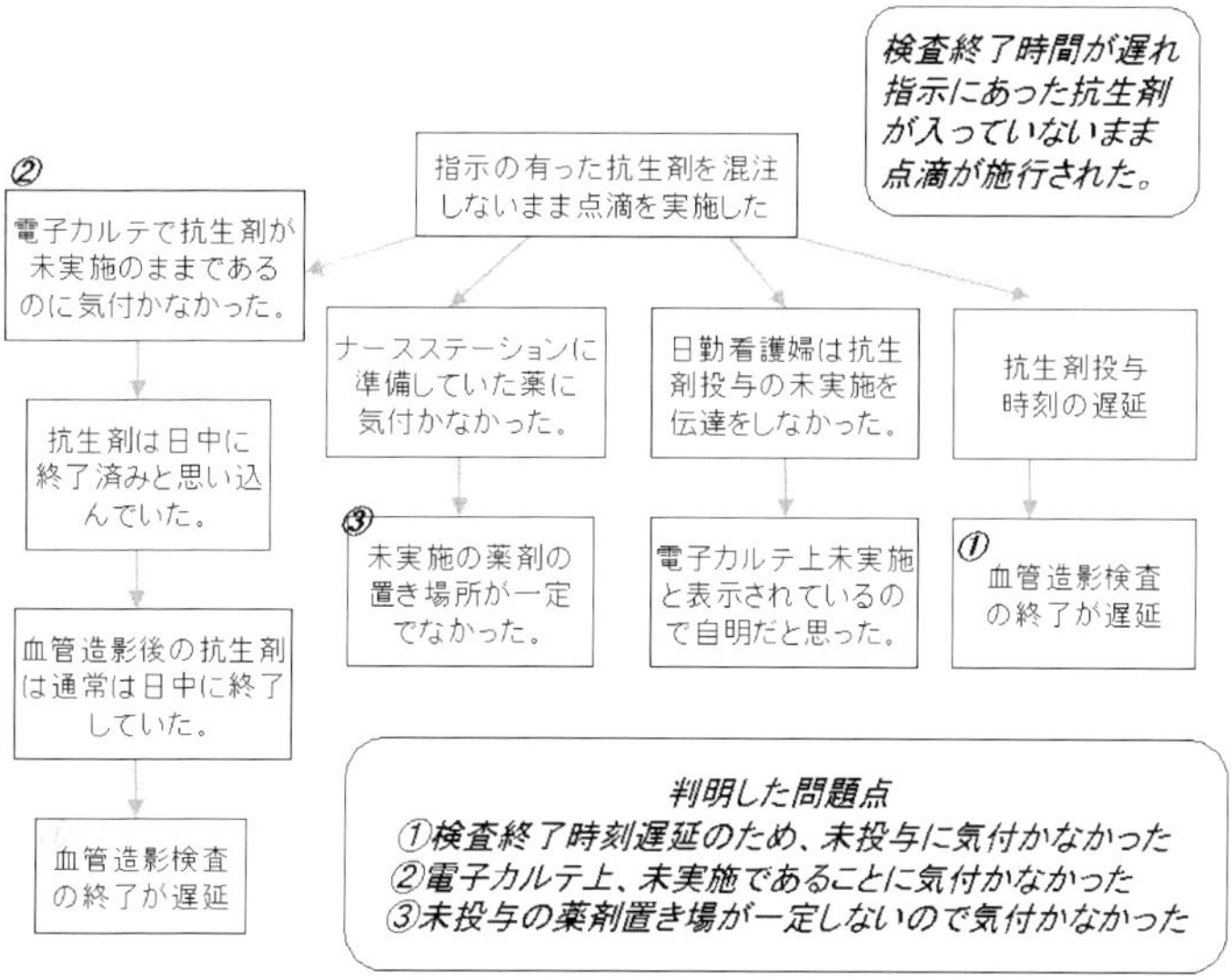
検査終了時間が遅れ指示にあった抗生剤が入っていないまま点滴が施行された。
指示の有った抗生剤を混注しないまま点滴を実施した
②
電子カルテで抗生剤が未実施のままであるのに気付かなかった。
ナースステーションに準備していた薬に気付かなかった。
日勤看護婦は抗生剤投与の未実施を伝達をしなかった。
抗生剤投与時刻の遅延
抗生剤は日中に終了済みと思い込んでいた。
③
未実施の薬剤の置き場所が一定でなかった。
電子カルテ上未実施と表示されているので自明だと思った。
①
血管造影検査の終了が遅延
血管造影後の抗生剤は通常は日中に終了していた。
血管造影検査の終了が遅延
判明した問題点
①検査終了時刻遅延のため、未投与に気付かなかった
②電子カルテ上、未実施であることに気付かなかった
③未投与の薬剤置き場が一定しないので気付かなかった

図6−2　事象関連図

次に行われるべきことは、各問題点が生じた背後要因を探ることである。その際には第1章で紹介したSHELLモデルの観点から考えてみると、体系的な分析が可能である。

　SHELLとは作業者本人の要因（中心のL、経験、知識、健康、心理、疲労、睡眠状態）、本人以外の要因（もう一つのL、指示、勤務体制、心理など）、ソフトウエアの要因（S、マニュアル、指示系統、マネージメント、電子カルテの表示、など）、ハードウエア（H、機器や作業台の配置、電子カルテの性能など）、環境（E、照明、温度、騒音など）の五つの要素である。

　この事例では背後要因として、次のようなことが判明した。

L（本人）：同僚が急病のため休暇予定を急遽返上してあわてて出勤したため「申し送り」に遅刻した。電子カルテに慣れていなかった。他の重症患者の処置に追われていた。

L（日勤看護師）：保育園の迎えの都合で慌てて帰った。電子カルテ委員会の委員だったので、同僚よりも電子カルテに親しんでいた。

L（医師）：予約枠が一杯だったのでこの科の検査日ではない水曜日に検査を強行した。このため血管造影検査終了が準夜帯になった。二台しかない病棟のコンピュータ端末を部下の医師とともに占有していた。

S：電子カルテの表示が確認しにくかった。電子カルテの導入に際して十分な説明会がなく現場に不満が多かった。日勤と準夜帯の「申し送り」事項について従来は薬剤指示簿に付箋を付けて注意喚起をしていたが、電子カルテ化の過程であやふやになった。

H（またはS）：電子カルテの端末が二台しかなかった。

E：点滴作成台が狭く、かつ照明も暗かった。ナースステーションに隣接した重症患者の病室から興奮した老人の声とモニターのアラームが錯綜していた。

等々である。

これらの背後要因から想定できる対策としては次のようなものが考えられる。

①緊急検査以外は検査日以外の検査はなるだけ避けるよう部長から指導する（この医師は各科に割り当てられた検査日を守ろうする感覚が欠如しており、これまで勤務した病院でも顰蹙《ひんしゅく》を買っていた）。

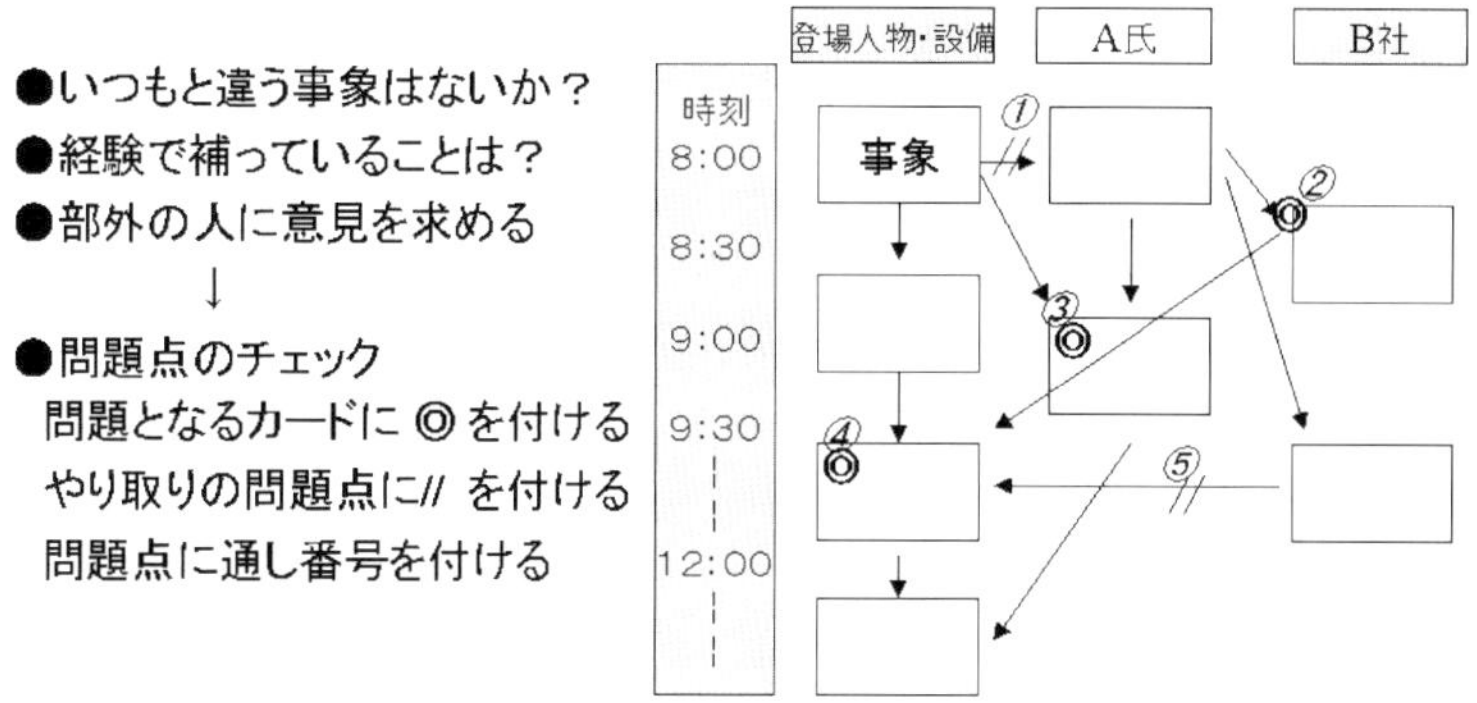

テプコシステムズ　ヒューマンエラー事例分析ガイド、2001より引用一部改変

図6-3　東京電力による時系列事象関連図作成法

②スタッフが充実した日勤帯で検査が終了できるように検査枠の対応を柔軟にした。

③電子カルテの表示改善をメーカーに依頼するとともに、対応がなされるまで申し送り時に重要事項だけは紙媒体による簡潔なメモ表示を併用することとした。

④改めて電子カルテの説明会を、さまざまな勤務シフトの病院スタッフが参加しやすい時間帯に複数回施行した。

⑤病棟のコンピュータ端末を至急するよう予算を手配した。増設までの期間、医師と看護師との使用時間について申し合わせを行った。

⑥点滴作成台を大きくし照明を追加するとともに未投与の薬剤置場を定めた。

⑦重症患者を担当する看護師が一般患者の与薬・点滴交換業を行っている際は、他の看護師に重症患者の対応を委ねることとした。

などである。

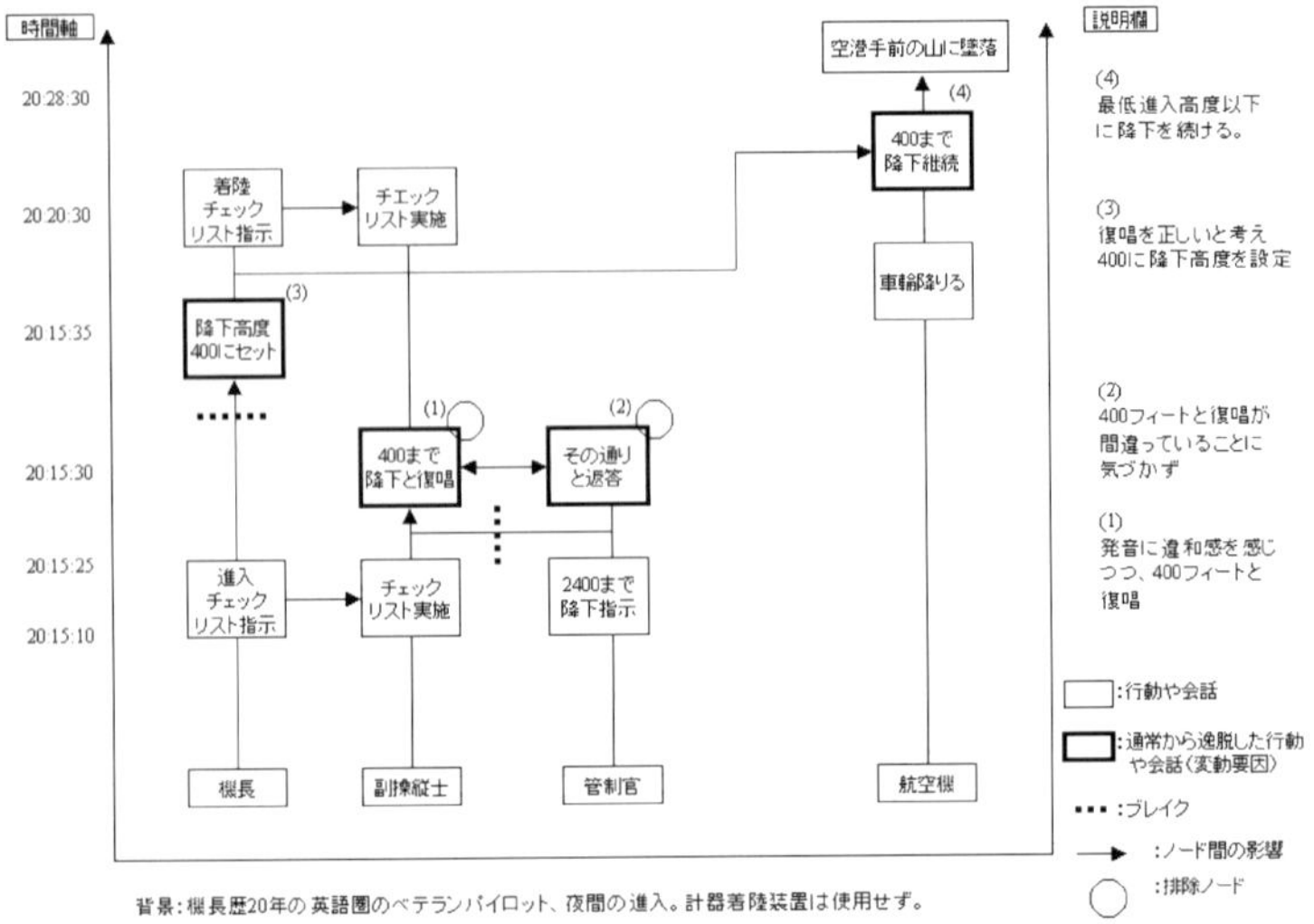

背景：機長歴20年の英語圏のベテランパイロット、夜間の進入。計器着陸装置は使用せず。

石橋明：事故はなぜ繰り返されるか（中央災害防災協会）、P94より引用一部改変

図6－4　VTAの例

ここで例示した事象分析図とは最もシンプルなものである。東京電力が作成したヒューマンエラー事例分析ガイドでは、図6－3のような時系列関連図を紹介している。ここでは登場人物や設備間のやりとりを時系列とともに列挙し、問題となる事象カードに◎を付け、「やりとり」上の問題点には//を付けている。手術中の事例分析などのように、時間経過の詳細な記載が要求されかつ可能なケースには大変有用なものである。

対策施行型の分析手法としてはラスムッセンが提唱したVTA（Variation Tree Analysis）法が有名である。VTA法では上から下へと時間が逆行して記載されていること、通常から逸脱した節目（ノード）を「変動要因」とおよび太線枠で示すこと、事故の要因と考えられるものを「排除ノード」として丸印を付けていることが特徴である。さらに

ノードの連鎖を断ち切るべきところに「ブレイク」と呼ばれる破線が引くことが、VTA分析表の作成上の要点である（図6−4）。

VTA法を始めとする様々な分析手法は参考文献に掲げた書籍に詳細に記載されており、関心を持たれる方は是非ともこれらを活用していただきたい。ただし事例分析の第一の目的とは学術研究ではなく、事故の再発予防とともに現場で働きやすい労働環境を作ることである。それゆえ、電子カルテの使い勝手の悪さを「S」にしようか「H」にしようかなどと厳密な分類にこだわるあまり分析を諦めてしまうようなことは本末転倒である。

ここで紹介した事例はもちろん架空の事例であるが、予定外の検査、病欠の同僚のための急な勤務変更などといった背景因子のもとで予定薬剤が投与されなかったことという、どこにでもありそうなことである。このような事例一つでも様々な問題点が抽出され対応策が想定されるのである。「予防的投与の抗生剤一つが行かなかったくらいで、なにも大袈裟に……」という声もあがりそうだが、一例の重大事故の背景には二九例のインシデントと三〇〇例の無害な不具合があるというハインリッヒの法則で示されるように、この事例にも重大事故につながりうるマネージメント上の要因が含まれているのである。

このようなコンピュータ表示の問題が、「サクシン」と「サクシゾン」の誤入力といったミスに繋がりうることは容易に理解いただけると思う。さらに問題となるのは検査枠を遵守しようとしない医師である。そのような医師は残念ながら存在し「患者と病院収益向上のための熱意ゆえだ」と弁護する管理職も同様に存在する。しかし検査や手術とは医師一人で安全にできるものはなく、患者のケアと処置の介助、器材の消毒や整備も含めた一連のチームパフォーマンスなのである。

本当に必要な救急症例以外で検査や手術枠からの逸脱が特定医師に常習化している場合は、その医師の行動が他の患者やスタッフにも多少なりとも迷惑とリスクを与えていることは事実である。逆に殆どの医師が「逸脱」を余儀なくされている場合は組織自体が官僚主義的な硬直化に陥っているのであって、いずれの場合にもそれを放置している病院組織自体の怠慢でもある。無理に無理を重ねた状況下での診療によって重大事故が発生する素地は、このような事例分析からも浮かび上がってくるものである。

ともあれ事象分析とはまずやってみることが大事である。事象関連図作成の学問的な正確さに固執するあまり「食わず嫌い」になったり、現場スタッフのせっかくの意欲に水をさすような「もっと詳細で厳密な方法が存在するのだ」などという発言を上司が行うことこそ、まず第一に「排除」されるべき因子なのである。

2　パイロットの教育

医療事故が注目されるなかで、パイロットの教育システムが注目されている。宇宙航空産業とはそれぞれの国家の先進技術を集積したものであり、パイロットや宇宙飛行士の教育訓練にも教育学、心理学、認知科学などの英知が集められている。日本の大手航空会社でも独自のパイロット養成課程を設けている。操縦経験のない訓練生が副操縦士として業務に就くまでには、一般的な地上業務実習ののち単発機、双発機の基礎訓練から副操縦士昇格訓練にいたる約四年半の年限を要している。航空業界の教育資源として特徴的なのは、ＳＢＯとよばれる教育手法、視聴覚機器・コンピュータ・シミュレータ等の活用、そしてチーム全体の能力向上を目指すＣＲＭ・ＬＯＦＴと呼ばれる訓練である。

ボーイング７４７（ジャンボジェット）に代表される航空機の巨大化、先進化はパイロットが必要とされる知識量自体を限界近くにまで急増させた。このような技術進歩の背景としてＳＢＯ（Specific Behavior Objective）と呼ばれる教育手法がパイロットの教育訓練に導入されたのである。これはパイロットに必要とされる知識や能力の内容とその教育手法を、行動科学や教育科学の手法を用いて最適化したものである。

ジャンボジェット以前のパイロット教育では航空機全体のメカニズムをそのまま教育していた。たとえば車輪やエンジンのすみずみに至るまで構造や性能まで覚える必要があった。これに対しＳＢＯでは、「雨で滑走路が濡れているときのブレーキの設定はどのようにするか」とか「エンジントラブルの際にはどのような行動をとるべきか」ということを、運航に必要な知識と行動として統合化された形で教育されるのである。これは医学教育の近代化においても導入された教育概念である。

航空機では早くから教育に、視聴覚機器、コンピュータ、シミュレータを活用してきたことも注目されねばならない。「座学」と呼ばれる古典的な講義も存在するが、大教室において一人の教官が多数の学生に対して一方的に講義を行うような手法は早くから否定してきたのである。学生は視聴覚機器やコンピュータを活用し各自の進達度に応じた知識の習得と確認を行うことができるし、講義自体も問題解決能力を育成するための対話型、討議型のものに変貌したのである。これも医学教育の近代化の流れと一致するものである。そして二〇世紀後半の航空界の教育訓練として注目されるべきものが、ＣＲＭとＬＯＦＴである。

ＣＲＭ（Cockpit Resource Management）

ＣＲＭとはコックピットの資源のマネージメント、Cockpit Resource Managementの略である。このＣＲＭ訓練が航空で広く普及したのは、航空機の大型化、高性能化が急速に進むなかでコックピット内のチーム能力が発揮されなかったことに起因する事故が注目されるようになったからである。第１章で紹介した自動操縦中に誰も高度を監視していなかったイースタン航空トライスター機の事故もそうである。スペイン・テネリフェ島で発生したジャンボ機同士の地上衝突事故も、ＣＲＭが上手く発揮されなかったことが事故発生の最後の引き金となったものである。この事故は安全学の研究者間では「テネリフェ」だけで通じることでわかるように、日航ジャンボ機の御巣鷹山事故以前では世界最悪の航空機事故である。ＣＲＭについて紹介するまえに、この「テネリフェ」について概説しておこう。

テネリフェ事故　一九七七年の事故当時、世界最悪の航空機事故となったジャンボジェット同士の地上衝突事故は、大西洋に浮かぶリゾート地テネリフェ島で発生した。近くの空港が爆弾騒ぎで閉鎖されたため、濃霧に包まれたテネリフェ空港には通常以上の数の航空機が駐機していた。一本しかない滑走路の端には、ＫＬＭオランダ航空のジャンボ機が離陸を待っていた。もう一機のジャンボ機で

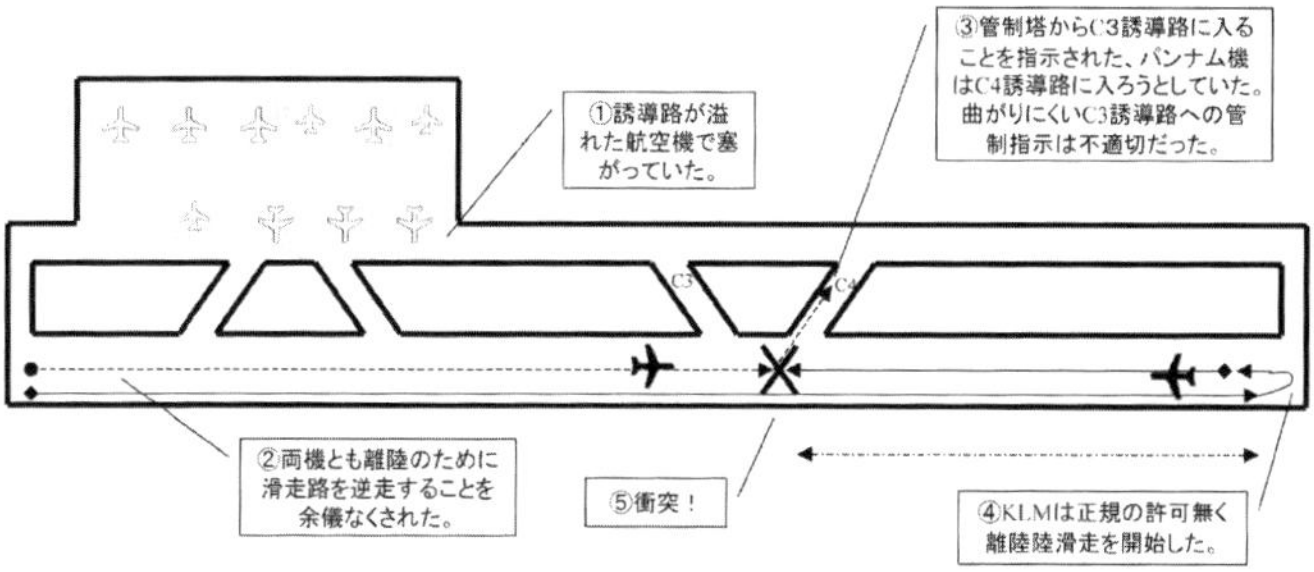
①誘導路が溢れた航空機で塞がっていた。
③管制塔からC3誘導路に入ることを指示された、パンナム機はC4誘導路に入ろうとしていた。曲がりにくいC3誘導路への管制指示は不適切だった。
C3
C4
②両機とも離陸のために滑走路を逆走することを余儀なくされた。
⑤衝突！
④KLMは正規の許可無く離陸陸滑走を開始した。

●濃霧の混雑した空港　●誘導路を使わず滑走路を逆走させた。
●大型機に無理な急旋回を要する誘導路を指示した。→機は間違えた。
●KLM機の機長に勤務時間超過の心理的圧力。
●KLM機は出発経路の承認を離陸許可と誤認。
●パンナム機がまだ滑走路上にいるとの無線が混信でKLM機に通じず。
●管制官はサッカー試合を聞いていた、らしい。
●KLM機の航空機関士の疑問を機長が黙殺。

岡野正治編、事故のモンタージュ　全日空より引用、改変

図6-5　テネリフェ事故の概要

あるパンアメリカン航空機（パンナム機）も離陸のために滑走路を地上走行中であった。

パンナム機は通常ならば滑走路と平行する誘導路を走行するのであるが、この日は通常以上の航空機が誘導路まで溢れていたので、パンナム機はこれらを避けて滑走路を逆走する指示を管制官から受けていたのであった。

管制官は、KLM機に対して離陸後の飛行経路に関する承認を与え、「OK……、あとで連絡するから離陸は待て」と交信した一方で、パンナム機へは次の誘導路に入るように指示を出した。ところが管制官の指示した誘導路はジャンボ機にとっては急旋回を要するものでもあり、パンナム機はこの誘導路を通り過ごしてしまったのである。この時点で管制官自身はKLM機の離陸滑走を許可したつもりは無かったのだが、KLMの機長は「OK」という言葉を離陸滑走の許可だと誤解してしまったのである。

ＫＬＭの機長からの「離陸を開始する」という無線交信を聞いてパンナムの機長は、自分達が同じ滑走路に居ることを交信したのだが、混信のためにこの無線交信がＫＬＭ機に伝わらなかったのである。離陸滑走の開始後、ＫＬＭ機は突然濃霧の中から滑走路から逃れようとするパンナム機を発見し急遽機首を引き上げたのだが時すでに遅く、両機は正面衝突し史上最大の五八三人という犠牲者を出す大惨事が発生したのであった。

事故後ボイスレコーダーの記録からは、ＫＬＭ機の操縦室で航空機関士が「まだ滑走路から出ていないのではありませんか？　あのパンナム機ですよ」と二回ほど機長をたしなめていたのだが、機長は黙殺したままだったことが判明している。フライトがこれ以上遅れて客室乗務員の超過勤務時間が限度を超えればこのフライトそのものを断念しなければならないタイムリミットが迫っていた。これが機長の心理的圧力として存在していたとされている。

この事故には、いろいろな悪条件が重なっている。「ＯＫ」という誤解を生みやすい言葉を管制官が使用したこととともに、管制交信の分析では管制官がサッカーの試合をラジオで聞いていたのではないかという疑いすら持たれている（スペイン側は強く否定している）。まず第一に濃霧の空港に予定外の飛来機が集中したことに始まり、離陸準備中のＫＬＭ機が滑走路端に居ながらパンナム機に滑走路を逆走させ、しかも曲がりにくい誘導路を曲がるように指示したこと、ＫＬＭの機長が飛行経路の承認を離陸自体の許可と誤解したことなどである。

事故を防ぐ最後のチャンスであった航空機関士からの助言を機長が黙殺したことは、コックピット内にあるチームの能力を機長が活かしきれなかったものであり、この事故がＣＲＭを航空界に普及させる一つのきっかけとなったのである。

図6-6の四こま漫画はCRMを紹介する旧日本エアシステム社のホームページから引用したものである。自信まんまんの機長とフライト中しごかれ続けて気弱になった副操縦士（コパイ）が空港のエレベーターに乗っている。副操縦士は機長に屋上が危険であることを言い出せないうちに、機長はエレベーターから転落してしまう。日本エアシステム社のフラッグシップであったレインボーセブン（ボーイング777）に助けられ、「言いやすい雰囲気を作っておけばよかった」という「オチ」である。このシナリオでは、機長には「チーム形成能力」、副操縦士には「コミュニケーション能力」の問題が存在している。

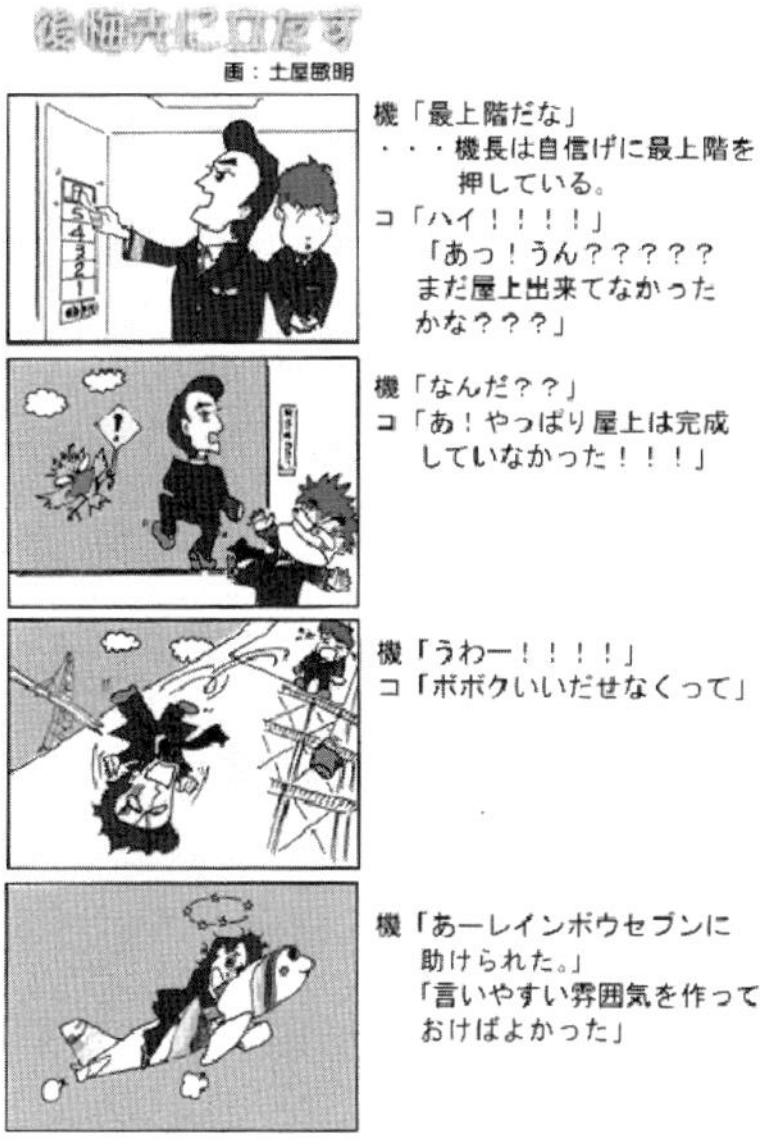
機「最上階だな」
・・・機長は自信げに最上階を押している。
コ「ハイ！！！！！」
「あっ！うん？？？？？？まだ屋上出来てなかったかな？？？」
機「なんだ？？」
コ「あ！やっぱり屋上は完成していなかった！！！」
機「うわー！！！！」
コ「ボボクいいだせなくって」
機「あーレインボウセブンに助けられた。」
「言いやすい雰囲気を作っておけばよかった」

旧日本エアシステム社（現日本航空ジャパン）ホームページより引用

図6-6　CRM（Cockpit Resource Management）とは

この漫画のシナリオや部下の進言を機長が活かせなかったテネリフェ事故、逆に機長が副操縦士の意見に押し切られたために発生する事故などを、チーム全体として防ぐために作られた教育訓練手法がCRMなのである。CRMのさきがけとなった米国では、大手航空会社、連邦航空局、NASAなどの航空関係者と心理学者、教育学者など多彩な専門家

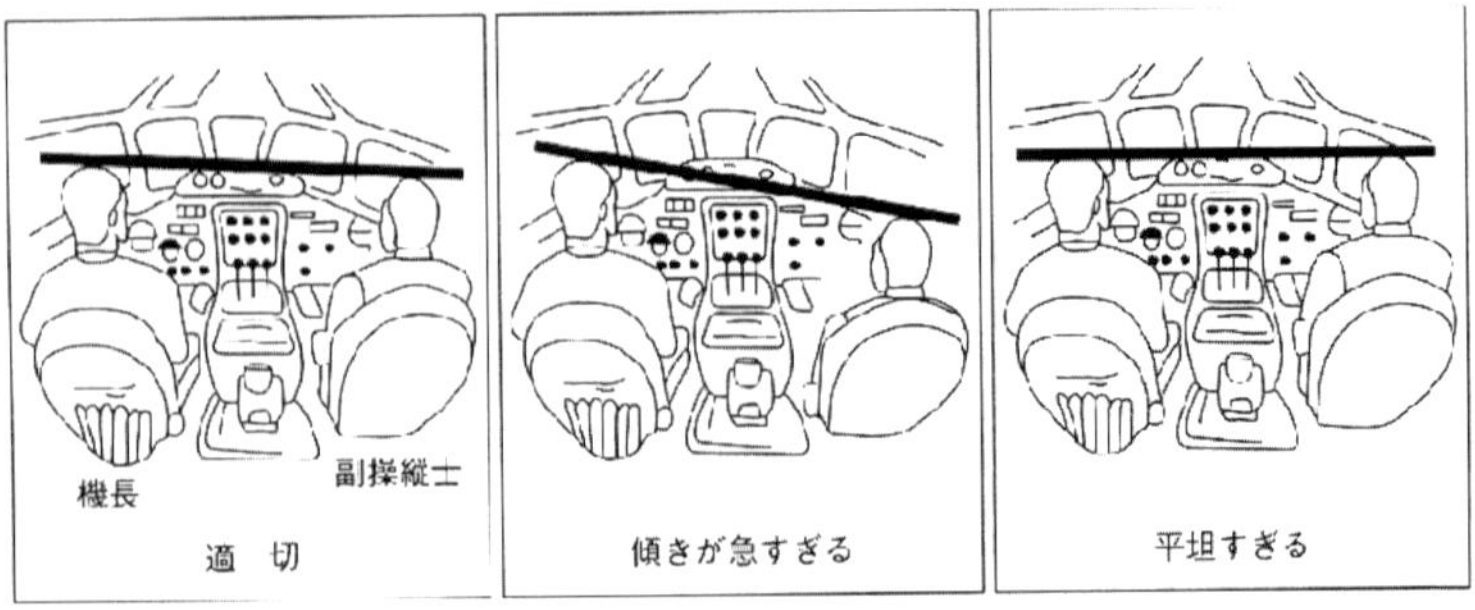

F.ホーキンズ，黒田勲訳　ヒューマンファクター、成山堂、1992より引用一部改変

図6-7　権威勾配とは

の英知を集めてＣＲＭ活動を普及させ、わが国の航空会社も早期から積極的に導入してきたのである。ＣＲＭの内容は組織や会社によって差があるが、主要な構成要素は、「コミュニケーション」「意思決定」「チーム形成」「状況認識」「ワークロード管理」である。

さらにＣＲＭ活動のなかで「権威勾配」という言葉がよく用いられている。「コックピット内の権威勾配」（Trans-cockpit Authority Gradient）を略して、航空界ではＴＡＧと言っている。図6-7に示すようにコックピットにおける機長、副操縦士、航空機関士間の権威勾配は、過度に機長が権威主義的であってもいけないし、平坦すぎてもいけない。筆者がＣＲＭとＴＡＧの考え方に初めて接したとき、まさに手術中の外科チームにおいても同様であると実感した次第である。機長の「どうもおかしい」をいう言葉を副操縦士が「大丈夫」と押し切ったために、滑走路を間違えて衝突した事故（大韓航空アンカレッジ事故、一九八三年）すらあり、これはＴＡＧの逆転といえるものである。このようなことも臨床の場面であるのではなかろうか？

一九六〇年代の初期のジェット機時代にはCRMという概念すらなく、欧米においても多くの機長は、副操縦士、航空機関士、航空士などを従えた「皇帝」として君臨するのが普通であった。現代のような航空機の巨大化やコンピュータ化がなされる以前では機長が全てを把握することが容易だったという技術的背景もある。加えて古いTVドラマ「パパは何でも知っている」で代表されるような強い父親、強いアメリカ、「マッチョ」の存在が疑問視されることすらなかった時代背景も存在したのであろう。今日の航空界では以前のコックピットの雰囲気を振り返って、批判的な意味として「マッチョ・パイロット」という言葉が用いられている。

「マッチョ・パイロット」とは「どうだ上手い操縦だろう。規則は下手な奴のためにある。批判は許さん、俺に任せろ、俺はなんでもできるのだ」といった輩である。もちろん当時の航空事故からの生還例の記録をたどると、現在求められているCRM哲学を立派に実践していた名機長が内外問わず存在していたことも事実であるし、今日でも内なる「マッチョ」を押さえ込もうと努力するパイロットがいることは人間の常だと思われる。現在の臨床外科の領域にも「マッチョ・ドクター」が完全に消え去ったとは思えないし外科医としての筆者自身のなかにも「マッチョ」な情動が存在しているのは事実である。

「マッチョ・パイロット」が追放された背景にはハイテク化・自動化の進行とともにコックピット業務自体が変化したこともある。航空機の通常運航はマッチョな機長の名人芸に依存していた時代から、自動操縦やコンピュータシステムをうまく監視し管理するシステムオペレーションに変化した。大型機でも一九八〇年代以降の航空機では、コックピット内の乗員がパイロット二名のみとなっている。皇帝のように君臨する機長のスタイルは二人乗務のハイテク機では通用しなくなったのである。ハイテク機の機長には、副操縦士や自動化システムとの臨機応変適切なる役割分担を行いながら、フライトを上手にマネージメントしていくという姿勢が求められるようになったのである。

CRM活動が欧米で急速に普及した背景には、古きよき時代の旅客機で育った「マッチョ」機長達がコンピュータが詰まったハイテク旅客機を新人類の副操縦士と二人きりでマネージメントする際に、何らかの自己変革が必要であったということも存在している。このようなCRM活動を日常運航訓練に活かすものとしてLOFTと称される訓練がある。この訓練は臨床医学の様々な場面にも応用が期待されるものでもあるので、概略を紹介しよう。

LOFT（Line Orientated Flight Training）

日常運航におけるさまざまなトラブルに際しクルー全体として如何に対処していくかを訓練するのが、LOFTと呼ばれる訓練である。これは養成過程のパイロットのみを対象としたものではなく、運航に従事する乗員の定期訓練の一つとして、実際のクルーチームに対して行われるものである。使用されるのはコンピュータグラフィックと六軸モーションによって実機同様の操縦感覚が体験できるフライトシミュレータである。ちなみに大手民間航空会社で使用されているフライトシミュレータとは一機ごとに航空局に登録を要し、実機の約十分の一程度の価格を要するものであって、シミュレータによる緊急訓練とは法的にも実機と同等の正規の訓練と認定されるものである。

図6-8は米国連邦航空局のCRM訓練マニュアルに掲載されている実際のLOFTの内容である

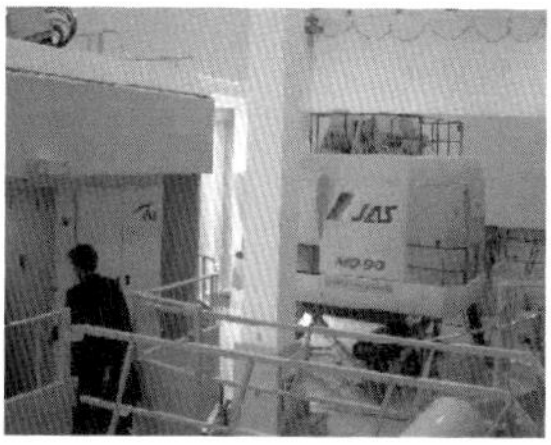

①エンジン加熱
②エンジンストール⇒エンジン停止
③エンジン油圧低下⇒エンジン停止
④油圧系統（緑）不調
⑤地上から当該機に対する「脅迫」との連絡
　⇒可及的迅速な着陸勧告
⑥「爆発物を抱えた乗客が後方化粧室を占拠。
　ニカラグアへの飛行を要求。」との客室乗務員から連絡
⑦乗客に急病人（痙攣発作）発生
⑧油圧系統故障・ブレーキ過熱警報、
　床下からの異常音の発生（客室乗務員から通報）
⑨化粧室付近における爆弾様装置の発見（客室乗務員）

図6－8　LOFTシナリオ（旧PANAM、A310、9-26-88）と
フルフライトシミュレータ（日本エアシステム）

（旧パンアメリカン航空、エアバスＡ３１０型機）。エンジントラブルや油圧系統のトラブルに続いて、脅迫電話やハイジャック、急病人の出現などと次から次へとトラブルが発生していく。このなかでクルーは実際に操縦を続けながら、客室乗務員、航空会社の地上スタッフ、管制官などとの交信を続け、適切なる対応を取っていくのである。もちろん緊急着陸する空港の選択に際しても実際の運航に準じた天候や燃料上の制限が設定されているのである。このようなトラブルにトラブルが続く訓練を実機で行うことは危険極まりないことでもあり、ＬＯＦＴとはハイテク技術を活用したシミュレータの出現ゆえに可能となった教育手法でもある。

　ＬＯＦＴの過程はＶＴＲなどに録画されており訓練終了後の討議に供される。そこでは操縦だけでなく、一連のトラブルへの対応策やクルー同士のコミュニケーションの是非について、「進行役」である教官とともに討議が行われるのである。ここで討議

されるＣＲＭ上の課題とは、機長と副操縦士とがお互いの能力を如何に活用したかというだけに留まるものではない。客室乗務員や地上スタッフ、管制官などとの交信を通じて利用可能な人的・物的な「資源」をいかに上手く活用したかが問われるのである。このような意味においてＣＲＭの「Ｃ」とは、コックピットのＣだけでなくクルー（Crew）やカンパニー（Company）のＣも含むものであると提唱されるようになった。

さらにこのＬＯＦＴで重要なことはこの訓練は人事考課などに用いることはなく、訓練終了後はＶＴＲなども消去するという点である。多くの航空会社のＬＯＦＴでは、「教官」と呼ばず「進行役」と呼んでいる。その理由はＬＯＦＴの受講者とは、養成過程の訓練生でなく実際の運航の重責を担う現役の機長、副操縦士であることへの配慮と敬意ゆえでもある。一連のトラブル解決の過程を振り返りながら、ＣＲＭを構成するコミュニケーション、意思決定、チーム形成、状況認識、ワークロードマネージメントなどの互いの能力について自由闊達な討議を行い、自己啓発を計ることこそがＣＲＭ活動の意義なのである。そのような訓練には「人事考課」や「教官と訓練生」といった「上下関係」は逆効果だからである。日本の航空各社でもＬＯＦＴは定年まで定期的に行われている。ベテラン機長と若手副操縦士間では親子に近い年齢差が存在することとありうるのだが、ＬＯＦＴにおいては真摯に互いのＣＲＭスキル啓発に取り組んでいるのである。

3　医学教育の変革

医学教育の近代化と吉岡昭正先生

医師の卒後教育において二年間の卒後研修が平成一六年度から義務化され、研修医は内科、外科、救急、小児科などローテーションしながら研修を行うようになった。これは医学教育の大改革として広く一般にも報じられているが、わが国の医学教育の改革自体はすでに一九七〇年代から始まっている。明治時代に開始された日本の近代医学教育は「大講堂」における講義が中心で、基礎医学と社会医学、臨床医学に大別した形で確立された。基礎医学も解剖学、生理学、生化学、病理学などと講座別・学問別に独立して行われてきた。臨床医学も「臨床講堂」で患者さんを紹介するという教官から学生への一方向のスタイルが主流で、しかも同じ臓器や疾患について内科、外科などと講座毎に教育するというカリキュラムであった。

このような日本の医学教育も第二次大戦後に米国医学の影響を受けて少しずつ変化をはじめたのである。小グループによる病棟実習（ベッドサイドティーチング、BST）や死亡症例を担当した複数の診療科と病理学教室が合同で症例を討議する臨床病理討議会（Clinico Pathological Conference）などが卒前教育に正規のカリキュラムとして導入されただけでなく、大学の医局に人材派遣を依存することなく米国スタイルの卒後研修カリキュラム（いわゆるレジデントシステム）に基づいた独自の医師育成を計る一般臨床病院も出現したのである。

日本の医学教育が抜本的な変革を開始したのは、一九七〇年代である。その中心となったのが吉岡昭正先生である。順天堂大学で内科の教官であった吉岡教授は、医学教育のカリキュラム、教授法から評価法に至るまで全般的な改革の必要性を訴えた。そして日本で始めて医学教育の方法論自体を研究する医学教育研究室を順天堂大学に開設し、日本初の「医学教育学」専任教官となっただけでなく、日本の医科大学や教育病院で医学教育の改革に励む同志とともに日本医学教育学会を設立したのである。当時若手教官として新設医大の開設に携わっておられた筆者の恩師も米国の医学教育視察などに奔走していたと聞いている。

吉岡教授は昭和五三年に癌で亡くなるまで日本の医学教育の改革に邁進されたが、その熱い心情と近代医学教育の方法については、ご自分の癌の進行を冷静に見つめながら綴られた遺著『死の受容』(毎日新聞社)に述べられている。

その改革の主な内容とは次のようなものである。まず第一に教員から学生への一方通行であった講義中心の医学教育を、学生の主体的な参加による討議と実習へと改めることである。ここでは航空と同様のSBO(Specific Behavior Objective)の考え方に基づいた一般目標や行動目標などの作成や模擬患者やVTRを用いた問診・診察法教育などが提言されている。

加えて学問別・講座別として分断されていたカリキュラムを、臓器別・疾患別に統合化することも取り組まれた。例えば消化器については従来、基礎医学で解剖、生理、病理、薬理などの学科で講義を受け、さらに上学年で内科、外科、放射線科、小児科などで個別に講義を受けていた。これを「消化器の基礎と臨床」というように統合化するものである。もちろん各講座の教員間で教育内容を詳細に調整する必要があるし、現在でも全ての医科大学で完全な統合化が終了しているわけではない。

さらに入学直後から臨床現場に触れさせることにより「医師になる」という学生の意欲を高める「Early Clinical Exposure」という考え方も広まったのである。これは大学入学直後に高校教育の延長

表6-1　安全(工)学概論（筆者）における医学生アンケート

講義で人間のエラーに関するSHELLモデル（software, hardware, environment, liveware(本人), liveware(本人以外)をご説明しました。医療行為における以下の行動の背景には、何が主に関係していると思いますか？あまり深く考えず○をつけてください。　複数回答可。

①忙しかったので血液や体液で汚染された器具を素手で片付けた。	S	H	E	L（本人）	L（本人以外）
②途中で声を掛けられたので、患者に頼まれた事を忘れた。	S	H	E	L（本人）	L（本人以外）
③よく似た名前の人を間違って外来診察を始めた。	S	H	E	L（本人）	L（本人以外）
④医局のマニュアルとは異なった薬を独断で処方した。	S	H	E	L（本人）	L（本人以外）
⑤点滴施行中に患者の皮膚に異常が一時的に生じたが、軽度だったので、誰にも言わなかった。	S	H	E	L（本人）	L（本人以外）
⑥内視鏡検査が混んでいた。肝炎等の感染症の無い患者だったので正規の洗浄過程を省略し、ざっと洗っただけで次の患者に使用した。	S	H	E	L（本人）	L（本人以外）
⑦いつも5時間はかかる手術だが、どうしてもその日に2件やりたかったので3時間半の予定で手術部に申し込んだ。	S	H	E	L（本人）	L（本人以外）
⑧部長に頼まれた患者だったので、正規の順番を無視して診療を優先した。	S	H	E	L（本人）	L（本人以外）
⑨人工呼吸器の警報装置が鳴りっ放しであったので、患者の状態を確認したのち警報停止ボタンをガムテープで押さえ込んで消音した。	S	H	E	L（本人）	L（本人以外）
⑩助手を務めていた手術で閉腹時に出血が少し気になったが、教授が執刀していたので、あえて指摘しなかった。	S	H	E	L（本人）	L（本人以外）
⑪一字違いの薬品を誤って処方したが、薬剤師からの指摘で事なきを得た。	S	H	E	L（本人）	L（本人以外）
⑫採血した注射器の針を、患者のベッドの上に置き忘れたが、患者に怪我は無かったのでインシデントレポートは提出しなかった。	S	H	E	L（本人）	L（本人以外）
⑬ミスを繰り返す新人看護師が配属されたが、婦長が苦手なタイプの女性だったので、別の若手看護師を介して注意するように頼んだ。	S	H	E	L（本人）	L（本人以外）
⑭病棟の稼働率を維持するべく土日の退院は避けるよう患者を説得するようにと酒に酔った部長が話していたので、そのように患者に対応した。	S	H	E	L（本人）	L（本人以外）
⑮渡された鉄の切れが悪かったが、介助している看護婦の機嫌が良くなかったので、我慢して使った。	S	H	E	L（本人）	L（本人以外）
⑯当直中に、帰宅していた同期の研修医が受持ち患者の急変で深夜に緊急登院してきた。彼は酒臭かったが、わざわざ主治医が来たのだからと注意しなかった。	S	H	E	L（本人）	L（本人以外）
⑰休日深夜に、不慣れな薬剤処方について文献を調べようと薬剤部を訪れたが夜間は資料室が施錠されていたので、当直薬剤師の記憶で処方した。	S	H	E	L（本人）	L（本人以外）
⑱CT検査枠がいつも混んでいるので、自分の患者でキャンセルとなった分の予約枠を密かに確保しておいて、緊急患者に備えている。	S	H	E	L（本人）	L（本人以外）
⑲主治医が手術中で不在だったため、静脈内注射を病棟看護婦から頼まれた。慌てていたので別の患者に投与するところであった。	S	H	E	L（本人）	L（本人以外）

とられがちな一般教養教育で学生の意欲を消沈させることを避けるだけでなく、病院実務を支える多くのコメディカル・スタッフなどの業務を経験させることによってチーム医療の一員としての自覚を早期から持たせるためでもある。また患者の面接・診察法や基本的診療手技などの実技教育を客観的に効果判定するために、新しい試験方法も導入された。これは客観的臨床実技評価試験OSCE

（Objective Structured Clinical Examination）と呼ばれ、今日では全国の医学校に普及している。これらの教育改革の根本に流れる哲学とは、知識の詰込みから脱却し、情報収集能力・問題解決能力・自主学習能力・生涯学習能力を重視する考え方である。

表6-1は筆者が一般教養科目として七回に分けて講じている「安全（工）学概論」コースの前後に学生に記入してもらっているアンケートである。医療現場で想定されるさまざまなトラブルの背景についてSHELLモデルを利用して解析してもらっている。併せて自由な感想も記述してもらっているが、もちろん正解を求めるものでも採点に利用するものでもない。

このような医学教育改革が、私立医科大学と第一線の臨床教育病院を中心とした熱心な教官の下で三〇年ちかく前から進められたことは、一般市民だけでなく一般の医療従事者にもあまり知られておらず、語り継がれるべきことである。

医学教育の課題

吉岡教授などの先駆者が取り組まれた医学教育の改革はようやく全国の医学校に普及したとはいえ、今なお進行中のものである。筆者自身が考えている医学教育の課題は次の二点である。まず第一はSBOの考え方に代表される職業教育としての医学教育のなかで、真の一般教養や基礎学問をどう位置づけるかということである。

一八歳の新入生が早くから臨床の現場に放り込まれ面接法の実際の教育を受けたりすることに対して、ファミリーレストランで「マニュアル」どおりの応対を繰り返すアルバイト店員の教育と同じではないかという批判がある。今日は即戦力となる兵士や軍医養成のためにあらゆる学部で卒業年限を短縮した第二次大戦中のような状況ではない。現場教育以前に、生涯学習の礎となるようなLiberal Artsとしての一般教養こそが、チーム医療の要としての医師教育には必要なのではなかろうか。これは医師に限らず看護師や理学療法士、作業療法士、臨床工学技士などの医療スタッフ全体の教育でも同様である。

確かに医療従事者に求められる教育内容が指数関数的に増加していることは事実である。そのなかで「無用の学問」を教えることは効率的でなく、期待を抱いて入学した新入生が高校時代の延長のような一般教養科目にうんざりとしてしまうことも事実である。しかし医科系単科大学の教養課程がいたずらに「医学のためだけの教養」科目にシフトしていることも否定できない。そのような実践一本やりの学問を教授して、学問の面白さを伝えることができるのであろうか。

筆者が大学入学後、心理学、哲学あるいは社会学などの講義に初めて接した時に、高校までの受験教育とは全く異なった真の「学問」の存在と「職業としての学問」に生涯を捧げている研究者の存在を知った。このこと自体、身が打ち震えるような衝撃と喜びであった。筆者が卒業後外科医としての卒後研修と日常業務の傍ら様々な学問領域の研究者や実務家と共同研究を行ったきっかけとなっているのは、教養時代の新鮮な感動であったとも言える。自分自身の経験を一般化することは適切ではないかもしれない。筆者自身が高校時代から人文社会科学に興味があったこともあるし、一般教養科目を担当する教授陣に恵まれた総合大学であったこともある。

かつての日本には第二次開戦当初から日本の敗戦を予測していた井上成美というリベラル派、理論派の海軍大将がいた。米内光政海相の右腕として終戦工作に貢献され第二次大戦末期に海軍兵学校校長として海軍士官教育を行った方である。彼は敗戦が迫っていることを冷静に見つめ「国賊」という脅迫をものともせず、海軍士官への一般教養教育とくに英語教育を重視し最後まで実行させたのである。彼の信念は使い捨ての海軍士官を養成することではなかった。戦況が逼迫しているからこそ、長期的戦略にたった人材養成を行ったのである。井上は戦後一切の公職を辞して横須賀の寒村に蟄居した。きわめて困窮した生活を続けながら小学生への私塾を開いた。戦後の貧しい時代、英語を教える傍ら休み時間に手製の質素な菓子を出して子供たちに英国流のテーブルマナーを講じたという。

もちろん現在は当時と全く状況が異なる。学生たちは医学校以外でもマスコミ、インターネットをはじめ様々な教育媒体を通じた学習が可能であるし、国内線の正規航空料金とほとんど変わらない格安航空券で海外経験を積むことも可能である。しかし日本が困窮を極めた時代に身を挺して一般教養を教えつづけた井上成美が、この恵まれた時代に患者への問診法と称して「鸚鵡《おうむ》のような」問答を教えている今の医学教育をながめたとしたらどのように感じるであろうか。

もう一つの課題がシミュレータを始めとする教育資源の課題である。航空で使用されているような高度なシミュレータは医療には存在していない。せいぜい心肺蘇生や聴診用のマネキンくらいである。一部にはバーチャルリアリティを利用した消化管内視鏡や腹腔鏡手術用のシミュレータが発売されている。しかし一〇〇〇万円近いものであり、いずこの教育病院でも容易に購入できるものではない。またいずれも外国製であることは、日本の医療機器産業の怠慢とも言える問題でもある。

内視鏡外科手術とは日本でも開始後一〇年で急速に普及し、現在では胆石症八割以上が腹腔鏡下に行われていることはすでに述べたところである。内視鏡外科手術が新規の内視鏡外科固有の機材に高度に依存した遠隔操作を行うといった背景もあって、従来の外科手術教育とは異なった配慮が必要である。また全く新しい領域であるからそれぞれの病院で管理的立場にある熟年外科医が直接教育の責を果たせないことが多いのも現況である（もちろん胆石症、大腸癌といった疾患を治療するという目的と「胆嚢を切除する」「腸管を切除、再建する」という根本的な方法論は内視鏡外科手術でも普遍であるから、従来からの開腹手術に熟練した管理職であれば大局的見地に基づく戦略の指揮と指導は可能であって、最終的な管理責任を有することは自明である）。

そのため内視鏡外科手術の訓練には、動物（主としてブタ）を利用した講習会が開催されている。このような講習会が開催できるのは日本では事実上二つの動物実験施設しかなく、休日を返上して全国から外科系臨床医だけでなくナースなども講習会に集まっている。二つの施設では実際の手術に使用する器材を用いた実習が行われる。講師は内視鏡外科手術の各領域の若手エキスパートであり、いわゆる学閥を越えた若手実力者が担当している。ブタの麻酔も専門の獣医が動物愛護の国際基準に準拠して行っており、受講者は実習のみに専念できる。瀟洒な講義室、ラウンジなども完備され日本の既存の医学校では存在しなかった教育資源と言えよう。

これは従来の手術教育が個々の施設で徒弟制度的に行われていた状況とはきわめて対照的なことである。現在においても外科を中心とする治療手技の多くが人間の手に依存している以上、マンツーマンの徒弟制度的な教育を否定することはできない。しかし内視鏡外科手術の実技教育が個別の大学や病院から離れた場所で行われていることは、術式の「標準化」という点でも悪いことではない。

しかし問題はこのような施設がいずれも外資系医療機器メーカーのものであり、医科大学や国公立のものは皆無ということである。ブタを使用する実験施設は動物の搬入と実験後の処理、し尿処理などの点からもどうしても市街地に設置することは困難である。実際、前記の二つの動物実験施設も福島県と静岡県の田園地帯にある。周辺環境への配慮からし尿処理施設も完備する必要があるし、高価なディスポーザブル製品の使用法を習得するための講習会でもあるからコスト面での対応が個別の医療機関、医育機関では難しいことも事実である。しかし二大外資系メーカーの営業用施設のみに内視鏡外科手術の実技教育を依存している現状はいかがなものであろうか。

このようなトレーニング施設は、共用利用施設として北海道から九州まで全国各地域に一つずつ整備すべきだと筆者は主張しつづけている。現在の日本の臨床医はいったん大学や研修病院での研修を終了し他の地方に移ってしまうと、地元の医科大学の施設を利用して新しい機材や術式のトレーニングを受けることには、きわめて高いハードルが存在している。これは大学医局の閉鎖性として非難されるべきことというよりも、各医局や教育病院は所属する若手スタッフの教育で手一杯であることが第一の要因として挙げられる。むしろ経費さえ厭わなければ、海外のトレーニングコースを受講する方が余程簡単なのであるが、地方の第一線病院を限られた人的資源で支える医療人にとって海外渡航はなかなか難しいのである。各地方一つずつ位の共用施設として内視鏡外科トレーニングセンターを設立し、そこでは医育機関で研修中の医療スタッフだけでなく第一線の医療機関で働くスタッフが新しい器材や術式のトレーニングに容易に携われるようにすべきであろう。もちろんその実習は、医師だけでなくナースや臨床工学技士なども対象とすべきことはいうまでもない。

航空をはじめとする一般産業の教育資源に比べて医学教育の教育資源は恵まれていない。たしかに巨大な医学部付属病院が存在し、医学生や看護学生、研修医の教育には一定の役割を果たしている。そして専門医として自立するまで卒後一〇年以上の卒後教育の一翼を大学病院が担ってきたことも評価されなければならない。そこには患者さんからの多大なるご協力を得ていることも忘れてはならない。同時に大学病院が周辺社会から期待されているものは高度先進医療であることも多いので、実際の実務教育のかなりの部分は第一線の教育関連病院が果たしている事実をもっと一般社会も認識すべきなのである。

筆者も含めた多くの外科医にとって基本的な手術の修練は地域の公的病院で受けることが殆どである。すなわち卒業後大学病院で二年ほど基本的診療手技や患者管理の基礎を研修ののち、地域の第一線病院で、虫垂炎、ヘルニアの手術から始まり、胆石症、胃切除、大腸切除などのトレーニングを二、三年にわたって受けたのち、再び大学病院に戻るのである。このことは平成一六年度から発足した二年間の初期研修義務化においても変わらないものである。

そして忘れがちなことは一〇年前後におよぶ大学病院（もしくは教育病院）での研修終了後は、医療人としての生涯教育のための教育資源は殆どなく、さらにこのような教育資源を個別の医療機関で用意するには医療機関はあまりに零細なのである。大手航空会社や鉄道会社が従業員数数万人規模の巨大産業であるのに対し、医療機関の規模とは最も大手の医育機関ですら総従業員数で一〇〇〇人以

表6-2　業界の規模の相違（病院と運輸・電力会社）

	従業員数(人)	医師数(人)	看護師数(人)
平均	180.5	19.3	60.1
医育機関	933.4	243.3	369.3
厚生労働省立	336.0	40.8	161.1
都道府県立	307.4	39.6	159.1
個人	74.0	6.0	13.4
日本航空	16690	26218（運航乗務員）	
全日本空輸	13464	1887　（運航乗務員）	
日本エアシステム	5557	916　（運航乗務員）	
JR東日本	70280	7110　　（運転士）	
東京電力	38950		

医療機関の従業員数は平成15年10月病院報告（厚生労働省ホームページ）、合併前の航空各社の統計は数字で見る航空2002（国土交通省）、JR東日本、東京電力は各社ホームページによる。

下、地域医療の基幹病院である公的病院でも三〇〇人前後なのである。このような業界規模のハンディを抱える医療機関において大手航空会社のような教育資源を個別に確保することが困難であることは自明である。このような観点からも内視鏡外科などの実技だけでなく、医学教育とくに卒後生涯教育におけるハード・ソフト両面の医学教育資源の整備が、業界全体、社会全体として必要なのである。

第7章　安全と社会

1　個人責任から組織責任へ

これまでの章では安全とヒューマンエラーにかかわる様々な因子について述べ、前章では医療における教育資源の問題について論じた。我々が社会の中で生きている以上、自分自身の関心の有無にかかわらず規制、法律など社会的な要因から逃れようのないことは事実である。予期せぬ死亡について過失の有無を問わず警察に通報されかねない今日の医療状況においては、堅実に日常業務をこなしている市井の一介の医師や看護師がいきなり官憲の取調べ室に送り込まれている状況である。最終章では安全に関するいくつかの社会的要因について論じたい。

ヒューマンエラーに関する多くの業績をあげてきたイギリスの心理学者リーズンは、事故の原因を当事者エラーと組織エラーに分類した。彼は事故の直前に引き起こされた当事者エラーのみに注目す

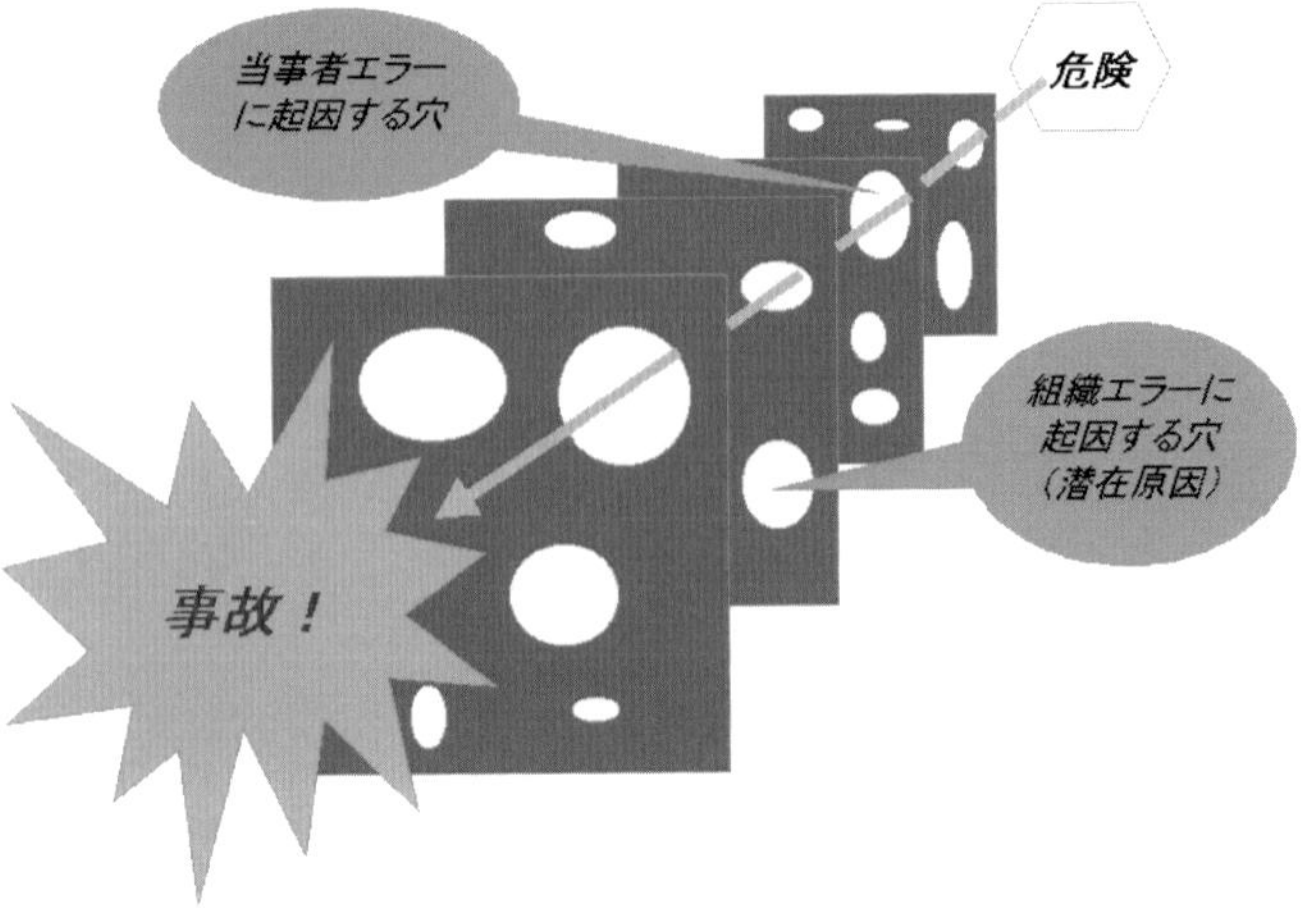

図7−1　リーズンのスイスチーズモデル

るのではなく、事故につながる多くの潜在的な原因としての組織エラーに注目すべきであると唱えている。そして多くの潜在原因と当事者エラーの穴が運悪く重なり多重防御をすり抜けて事故へとつながるありさまをスイスチーズにたとえたのである。このスイスチーズモデルにおいてリーズンは当事者エラーに起因する穴をActive Failures（即発的エラー）、組織エラーに起因する穴をLatent Conditions（潜在原因）とした。

テネリフェ事故、フロリダのトライスター事故など本書で紹介したいくつかの事故についても、このスイスチーズモデルにおける多重防御の破綻で説明することができることはよくお分かりだと思う。このようなリーズンの主張は事故予防のためには当事者責任のみを追及する「単独犯追及型」の訴訟社会から脱却し、社会システム全体からアプローチすべきであるという考え方として多くの国で受け入れられている。

表7−1　管理者及び監督者の刑事責任の一般化

●森永ドライミルク砒素中毒事件

従業員の化学検査に監督職責のある製造課長に 禁固3年実刑判決
（昭和48年11月）

●チッソ水俣病事件

社長および水俣工場長を、有機水銀排出の実行行為者として業務上過失致死罪（刑法211）、禁固2年・執行猶予3年　（最高裁、昭和63年2月）

●磐梯熱海盤蜜ホテル火災事件（昭44、失火、死者31名）

総務部長（防火管理者）禁固2年・執行猶予2年
出火者無罪　（仙台高裁昭和53年1月）

●太陽デパート火災事件（昭48年、原因不明、死者104名）

代表取締役社長：一審公判中死亡、筆頭常務取締役：一審公判中死亡
取締役人事部長：無罪⇒禁錮2年執行猶予3年⇒無罪
営業部課長火元責任者：無罪⇒禁錮1年執行猶予3年⇒無罪
営繕部係員防火管理者：無罪⇒禁錮1年6ヶ月執行猶予3年⇒無罪
（最高裁平成3年11月）

●白石中央病院火災事件　（昭54年、失火、死者3名）

病院経営者：禁錮1年罰金5万円執行猶予2年⇒無罪
事務長：禁錮1年罰金5万円執行猶予2年⇒無罪
失火者（ボイラーマン）：禁錮1年〈2審控訴棄却〉
（札幌地裁差戻審昭和56年1月）

●川俣プリンスホテル火災事故（昭55年、失火、死者45名）

代表取締役：禁錮2年6ヶ月執行猶予3年〈一審確定〉
代表取締役の妻（実質的経営者）：禁錮2年6ヶ月
失火者：禁錮1年6ヶ月、執行猶予3年〈一審確定〉
（最高裁平成2年11月）

●ホテルニュージャパン火災事件（昭57年、タバコ、死者32名）

代表取締役（管理権原者）：禁錮3年
支配人（防火管理者）　：禁錮1年6ヶ月執行猶予5年〈一審確定〉
（最高裁平成5年）

池田良彦：安全管理者の責任、航空運航システム研究会
雑誌17、25-32、2001より引用、作成

わが国の現行刑法とは明治四〇年に公布されたものであり、刑事責任の対象を直接の実行行為者（直近の行為者）とする個人主義を原則としている。東海大学の池田良彦教授によればこの刑法哲学は窃盗とか強盗殺人などを対象とする場合には有効であっても、システムや組織体、企業体の不備が問われるべき航空やプラント事故、薬害事故などの「組織事故」に対応するようなものとして「設計」されてはいないとのことである。しかし「明治生まれ」の刑法ながらも、昭和時代に社会を揺るがしたいくつかの「組織事故」においては、処罰の対象が「直近の当事者」から「監督者」「管理者」へと緩やかに変わっていったのである。池田の論文などを参考にその過程を表7-1にまとめてみた。水俣病事件では社長および工場長に業務上過失致死罪で執行猶予付有罪判決が出されたのを始めとして、その後の火災事件では出火者や防火管理者が無罪とされる一方で社長や経営者の責任を問うような判決がなされるようになっている。

このように企業や組織体活動による「組織事故」に対しては、直近の当事者を処罰するのではなく、企業や組織体自体の「安全管理体制」を問題とすべきであると法律、司法界でも考えるようになったのである。すなわち想定可能な事故のメカニズムを事前に予測し組織内の役割分担と安全管理体制を確立することについて組織のトップの責任を重要視し、組織事故に際しては想定可能な事故発生要因を摘み取る監査体制と機能の有無を責任の根拠とすべきであるという考え方が法学者のなかにも広まってきた。これは事故発生後の責任を問うのではなく、予防に対する責任を問うという点で「予防法学的視点」と称されているものである。

このように旧態然としている明治生まれの刑法であるが、その運用面において「個人責任からより組織責任」「再発予防」の重要性が法学者のあいだでも叫ばれるようになって久しいところである。そして「予防法学」を適応するためにも、事故を科学的に調査しその時代の技術水準において可能な限りの予防対策を実施することが必要なのである。しかし現在の医療事故に対する警察の捜査とマスコミを始めとする社会の風潮には、依然として直近の当事者を罰する旧態然としたものが多々見られ、これが真の再発予防のための科学的調査を妨げているのが現状である。次節では事故の再発予防のために不可欠な科学的なインシデント報告システムと事故調査について、航空界の取り組みを紹介する。

2　インシデント報告システムと事故調査

航空界のインシデント報告システムと事故調査

航空界における近代的なインシデント報告システムは米国ユナイテッド航空が一九七三年に社内制度として設立したものを先駆けとしている。それ以前の報告システムでは免責性や匿名性が保証されていなかったため、特に米国のような訴訟社会では懲戒行為を怖れてインシデント報告システムは有効に機能していなかったのである。

同社のインシデント報告システムは「違反者の処罰ではなくインシデントの真実そのものを知ること」を目標に掲げ開始されたものである。その情報収集はインタビュー形式によって行われた。インタビュー法などの専門的講習をうけた担当インタビュアはインシデントに関係した乗員から聴取した報告内容を匿名性とセキュリティが保証された記録装置に電話録音し、その録音が終了した時点で調査に使用したすべてのメモやテープ等を当該乗員の目の前で消去するという配慮を行っている。この自動記録装置は同社の運航部門内に施錠されて保管され、個人情報は一切含まないものとされた。

このシステムのコンセプトと運用方法は同社の労使間の信頼下に生まれ、発足翌年には早速事故予防に貢献するインシデント報告を入手し社内に伝達することができたのである。その情報は直ちに米国連邦航空局にも伝達されたのだが、他社の乗員にまで迅速に伝わる方法が欠如していたため、わずか六週間後に同地点でまったく同じ原因によって他社機が地上衝突する事故が発生したのである（TWA社Round Hill事故一九七四・一二）。

わずか六週間前のインシデント報告を他の航空会社の事故予防に活用することができなかったことが判明したため、米国連邦航空局（FAA）はみずから非懲戒的なインシデント報告システムを構築することを宣言した。しかし監督官庁であるFAA自身が運用するインシデント報告システムに対しては、乗員、航空会社等から信頼を得ることができなかった。そこでFAAは一九七五年に、第三者中立機関としてNASAにインシデント報告システムの運用を依頼する協定を締結したのである。これによってNASAが航空業界から自主的に提出されたインシデント報告の集積、処理、研究解析を行う米国航空安全報告システム（Aviation Safety Reporting System：ASRS）が発足したのである。

ASRSの分析官には各機種の免許を持ったパイロット、航空管制官さらに客室乗務員や整備士などの専門家が参加し、全米からのインシデント報告の集積と分析が守秘義務の厳守下に行われている。これまで発足以来受領した三〇万件以上の報告においてその匿名性が犯された事例は一例も存在していない。ＡＳＲＳでは免責性を次のような前提のもとに保証している。まずその違反が不注意によるものであって、故意もしくは犯罪によるものでないこと。米国航空法に規定された資格や能力違反によるものではないこと。違反行為から一〇日以内にＡＳＲＳに提出していることなどである。

さらにＡＳＲＳにおけるデータの集積と分析結果は月刊（CALLBACK）、季刊（DIRECTLINE）などのニュースレターとして運航関係者に公開されるだけでなく、関心を有する一般市民やマスコミ、研究者、その他政府機関などへのデータ検索サービスとして広く情報公開されている。三〇年の実績を誇るＡＳＲＳは、いまやインターネットでのアクセスも可能となっており、その理念や免責性を冒頭に掲げたホームページからは、インシデント報告用のフォーマットのダウンロードに始まり、月刊・季刊ニュースレター、さまざまな統計データやテーマごとの安全対策などが入手可能となっている。

またＡＳＲＳでは航空業界で緊急性が認められる特定の研究テーマについて、レポート提出者に対して再度質問・調査を依頼する研究システムも存在している。これまで航空機の「後方乱流」「地上衝突」「予期せぬ機体姿勢の転覆」等のテーマが調査されてきたが、もちろん情報源の守秘性を厳格に守り事故再発予防という崇高な目的のみに使用されることは言うまでもない。このような非懲戒的インシデント報告システムは英国、カナダ、オーストラリア、ヨーロッパ、南アフリカ、ニュージーランドなどにおいても確立している。

このようなインシデント報告システムとは「事故調査」からは独立したものである。米国での航空事故調査は、ＡＳＲＳではなく国家運輸安全委員会（The National Transportation Safety Board：ＮＴ

SB）が担当している。NTSBとは民間航空事故、鉄道、高速道路、海事およびパイプラインの事故調査を行う米国連邦議会の予算に基づいた独立連邦機関であって、交通業界の監督官庁である米国運輸省からは完全に独立した機関である。NTSBは一九六七年以来一一万四〇〇〇件以上の航空事故や一万件以上の陸上交通の事故を調査しており二二〇〇件以上の調査対象に一万一六〇〇件以上の勧告書を提出する実績を有している。もちろん米国においてもテロリズムや薬剤乱用など明らかな犯罪性が存在する場合には、米国連邦検察局（FBI）を始めとする官憲の捜査の対象となることはいうまでもない。

シカゴ条約における事故調査哲学

事故調査とは再発予防のものであるという考え方は国際条約でも徹底している。

国際民間航空機関（International Civil Aviation Organization：ICAO）とは、第二次大戦後の国際民間航空の発展を目指した国際民間航空条約（通称シカゴ条約）に基づいて設立された機関であり、現在国連の専門機関として本邦を含めた一八八カ国（および地域）が加盟している。航空安全の向上のためには事故調査に関する国際基準が必要であることから、ICAOは国際民間航空条約第一三付属書を制定した。（一九七六年四月発効）これによれば、「事故調査で入手した内容を、事故調査および準事故（インシデント）調査以外の目的で利用すること」を禁止している。その庇護対象として「航空機の安全運航に責任を有する者の供述および交信内容」「事故および準事故の関係者に関する医学的および個人的情報」「操縦室音声記録装置の音声および解析記録」「フライトレコーダーの情報等の解析に関する諸意見」などの情報を庇護すべきだと義務づけている。これは事故調査の目的とは、再発予防であって当事者の処罰ではないことを明確に示したものである。

この条項は国際基準としてほぼ全ての加盟国において批准されている。「国内法との関係などから遵守不可能」である場合には、ＩＣＡＯ理事会への「相違通告」を義務付けており、わが国も条約の遵守が国際法上義務づけられている。

事故を起こした乗員を処罰することによって処罰への恐怖心から事故が予防できるのではないかという考え方を「懲戒主義」と呼ぶが、「懲戒主義」のみでは事故予防対策として有効でないことは古く海運業界でも指摘されていた。駒沢大学の関口は、事故再発予防のためには原因調査に重きをおくべきであるという「原因探求主義」へと海運業界が変化したのは一九一二年のタイタニック号事件であったとしている。タイタニック号の事故調査報告書では「事故海域で流氷の存在を予期することは困難であったこともあり、船長には確かに錯誤はあったが非難には値しない」とし、再発予防策として「気密性の丸窓の設置や乗員・乗客数に見合ったライフボートの設置義務」を勧告している。このように「懲戒主義」から「原因探求主義」への大転換は、世界各国において航空を含めたあらゆる産業領域において受け入れられており、そのような流れのなかで、ＩＣＡＯのシカゴ条約第一三付属書作成に際しても「原因探求主義」の哲学が採用されたのである。

医療における問題点

事故調査とは当事者の処罰ではなく再発予防のためである、という考え方は航空界に留まらず様々

表7－2　異状死の解釈の相違と共同声明

法医学会:「あらゆる診療行為が関与している可能性のある死亡・急死・・・死因が不明の場合」・・・「診療行為の過誤や過失の有無を問わない」
(平成6年5月)

外科学会:診療行為の合併症としては合理的に説明できない「予期せぬ死亡およびその疑い」・・・予期される合併症に伴う患者死亡は該当しない。
(平成13年4月)

国立大病院長会議:「過誤の存在が明白かつ、結果が重大(死亡もしくは重大な傷害)な場合⇒警察への届出」(平成13年3月)

外科・内科・病理・法医学会共同声明「医療の安全と信頼向上のための中立的専門機関の創設の提言」の概要(H16年2月)

基本姿勢:医療の安全確保・信頼性と透明性向上

1:明らかに誤った医療行為・管理上の問題による患者死亡⇒警察への届出(医師法21条)

2:医療過程での予期せぬ患者死亡、診療行為に関連する患者死亡⇒中立的第三者専門機関への届出

中立的第三者専門機関:「医療事故の事実経過を検証し解剖を含めた諸種の分析手法を駆使し公正な情報を得て判断する調査機関」であり「国民の信頼」「守秘義務」「医療における過誤判断の専門性」を基本理念とする。

池田康夫:診療行為に関連した患者死亡の届出について　日外会誌105(9)548〜551、2004

な産業界でグローバルスタンダードとなっており、そのために関係者の真摯な努力がなされてきた。これに対しわが国の医療界ではインシデント報告システムには匿名性、自主性、免責性が全く保証されてない。さらに監督官庁、警察ひいては肝心の病院管理者や医学系学会すらこのような考え方が世界的な常識であることにすら気付いていないのである。

現在わが国では医療「事故」によって死亡したと考えられる事例が発生した場合、「医師法二一条」に基づいて警察に通報しなければならない、という考え方が主流である。「医師は死体または妊娠四月以上の死産児を懸案して異状があると認めたときは、二四時間以内に所轄警察署に届けねばならない」という医師法二一条とは本来、殺人やえい児遺棄など犯罪関係者を隠匿することの対策とし

て設けられているものである。これを医療「事故」に関係した死亡に適応すること自体が法律上無理なだけでなく、「異状死」の解釈が学会や組織によって異なることも問題である。

この表7-2は平成一六年度日本外科学会定期学術総会におけるシンポジウム資料等から作成したものであるが、「異状死」として警察に通報すべき対象を法医学会では「あらゆる診療行為が関与している可能性のある死亡、急死で、過誤や過失の有無を問わない」としているのに対し、外科学会では「予期される合併症に伴う患者死亡は該当しない」としている。また警察への通報に関する国立大学病院長会議の決定では「過誤の存在が明白で、結果が重大（死亡もしくは重大な障害）」としている。死亡以外の事故報告も医師法二一条に準拠して通報させるというのは、法律の曲解であることは明白だとする法学者からの意見がこのシンポジウムでも相次いだのであった。

現在では旧厚生省時代の「疑わしいものはすべて警察に通報」という「国立病院」への通達が殆どの公的病院・医育機関に無批判に受け入れられている現況である。医療従事者には高いモラルが求められているのだから自主的報告は当然であるというマスコミの論調が広く認められるが、このような現状が、前節で述べたインシデント報告と事故調査における国際標準の考え方と如何に乖離しているかは明白ではなかろうか？

故意性・犯罪性が明白なもの以外に対しては免責性・匿名性が保証された第三者機関に対する報告であるべきである。ようやく日本でも平成一六年二月に日本外科学会、内科学会、病理学会、法医学会の四学会が共同声明を出し、医療の安全確保、信頼性と透明性向上のために「国民の信頼、守秘義務、医療過誤に関する専門的判断」に基づく中立的第三者専門機関の設立を提言している。そしてこの声明では明らかに誤った医療行為や管理上の問題による患者死亡は医師法二一条に基づいた警察への届け出とし、予期せぬ患者死亡や診療行為に関連した患者死亡は中立的第三者専門機関への届出とすべきとする基準を提言しているのである。

第2章で述べたエラー分類から考えると、未熟性な技量に起因するランダムエラーは教育訓練で対応できる。当事者ならびにハードウエア・ソフトウエア・マネージメント等の「癖・偏り」に起因するシステマチック エラーは当事者の再教育とともにハードウエア・ソフトウエア・マネージメント等の改良が対応手段である。しかし熟練者においても突発的・偶発的に発生するスポラディックエラーに対しては、当事者自身の教育訓練による対策には限界があり、エラー発生に耐えうる防御システム（システム全体としてのフェイルセーフ・フールプルーフならびに冗長性）によるべきものであることは、本書でこれまで述べてきたことからお分かりだと思う。

このような観点からみると「明白な医療過誤」とされている「異型輸血」「患者や薬剤の取違え」においてすら、単純に直近の当事者のみを警察に突出すことは誤っているのではなかろうか。スポラディック・エラーとして片付けられている医療事故の背景には、勤務体制・伝票の視認性・薬品名の類似性などの多種多様な潜在要因が重なって生じた「組織事故」の色彩が強い事例が多々存在することも明らかである。「直近の当事者」を直ちに警察に通告することを内規として行政指導することは、憲法第三八条第一項に掲げられた「何人も自己に不利益な供述を強要されない」という条項に抵触するのみだけでなく、事故の科学的解明を放棄した行動とも言いうるのである。

医療とは個々の地域の民族的背景抜きには語れないものであるから、医療事故対策においても当事者を「晒し者」とし「土下座」を求める日本の風土や国民性を否定することはできない。しかし航空業界のインシデント報告や事故調査システムの確立と運用においても、被害者家族の感情や情報開示を求める一般社会と再発予防のための科学的調査そして関係者の人権保護などの葛藤の中で、事故再発予防という崇高な目的達成のために免責性や匿名性が確立されたのである。

医療においても、一般産業界におけるハードウエア・ソフトウエア・マネージメント等の総合的観点からの数多くの取組みと実績も参考にして、医療システム全体の観点から安全対策が取り組まれるべきである。そのなかで最も基本的かつグローバルスタンダードといえる考え方が、「懲戒主義」からの脱却と「原因探求主義」の確立であることを忘れてはならないのである。

3　安全へのグローバルスタンダード

マスターシップからスチュワードシップへ

事故調査とは当時者の処罰を目的するものではなく再発予防のために行うものとする考え方が今日のグローバルスタンダードであることをこれまで述べてきたが、機械や産業の安全に対する考え方にも国際的な合意がありそれはＩＳＯやＩＥＣといった国際規格として世界中の国内規格や貿易の基準とされている。

日本における労働安全の考え方は、安全教育に依存した「災害ゼロ」という考え方であった。これは労働者や使用者に対して安全な機械の使用法や作業のやり方を教育訓練することによって事故をゼロにしようという考え方である。事業主の役割とは作業者を教育訓練することであり、事故が発生したときには作業者の責任とされたのである。労働災害で多い事故に「巻き込まれ事故」がある。これは本来生産ラインやロボットを止めて行うべき整備や落下物の回収などを作業能率の低下などを嫌って機械を動かしたまま行うことで機械に「巻き込まれる」事故である。このような事故に対して日本では「機械を止めないで能率を上げようとする労働者の善意」とかあるいは「不精ゆえに機械を止めなかった」と作業者側の責任とされ、労災保険の使用によって一件落着とされてきた。

これに対し欧米の安全の考え方は、「人は間違え機械は故障する」という前提に立って、本質的な安全設計を機械の側に求め、国際規格に基づく本質安全設計の理念に則った機械を使用することが企業や事業主の責任として求められているのである。そしてこの理念はＩＳＯ１２１００「機械類の安全設計のための一般原則」として採用され、事実上全世界のあらゆる機械設計において適応することを義務付けているのである。

このような流れの中で作業者（使用者）自身の教育訓練に依存するわが国の安全に対する考え方が抜本的に見直されることを要求されている。実際にＩＳＯ規格は世界中の先進諸国の国内規格を拘束し、ＩＳＯに基づいて世界中の認証機関もＣＥマークなどをはじめとする認証活動を行っているので、ＩＳＯ１２１００に定められた安全設計原則を遵守していない機械の輸出入は困難となる。実際日本の大手家電メーカー製の高性能洗濯機がシンガポールで輸入禁止となった事例がある。それは次のような理由からである。高性能のブレーキを持ったこの洗濯機では蓋を開けると瞬時に回転を止めることができた。しかし本質安全設計の理念では、ブレーキが故障したとしても利用者が怪我をしないように、回転中は蓋が開かないように設計すべきなのである。ISOという国際規格の最上位に位置する本質安全設計基準を無視している以上、シンガポール政府当局はこの家電製品の輸入を許可することはできなかったのである。この事例はハイテク技術を誇りながら、グローバルスタンダードの流れに鈍感であったわが国の機械技術者に警鐘を鳴らすものであった。実際わが国でも厚生労働省による機械の包括的安全基準に対する指針においてISO12100に基づく本質安全設計と安全防護の実施を要求している（二〇〇一年）。

このような観点から国際規格に基づいた本質安全設計と認証の重要性に関する啓蒙活動を日本機械学会安全と標準認証委員会で行っており筆者も末席を汚しているところであるが、この委員会を主催する北九州市立大学の杉本旭教授は、「マスターシップ」「スチュワードシップ」というキリスト教の概念を用いて安全に対する理念を説明している。

「マスターシップ」とは「人間は神によって権威付けられた自然や他の生命に対する支配者である」という意味である。マスターシップ的な尊大さによって人間は動物を乱獲し自然を破壊しキリスト教布教を錦の御旗として「未開人」を征服していったのである。このような「マスターシップ」への反省から「マスターシップからスチュワードシップへ」という姿勢をモットーとする「エコロジー神学」の考え方が提唱されるようになった。エコロジー神学では人間とは「神が創った自然の管理を委託（神託）された管理人、執事（スチュワード）」に過ぎず人間はその神託に応える義務があるとされている。

杉本は「マスターシップからスチュワードシップへ」という思想を機械安全の領域に紹介した。それによれば「災害ゼロ」というこれまでの日本の安全思想は、経営者が作業者にマスター（支配者）として安全作業を教育訓練するという「マスターシップ」に他ならないのである。技術者も「自分の作った製品やコンピュータソフトを安全かつ上手に使いこなすのは使用者の責任である」という技術者の「マスターシップ」におぼれていたのである。

ところが今日のグローバルスタンダードにおいては、事業者とは作業者の安全を委託されたスチュワードであり、本質安全設計に基づいた機械安全を設計者に求め、そのような設備を採用する義務があるとしている。さらに技術者には予見・回避可能な危険に対してはその時代の最高の技術水準を用いた対策を行ったのちに第三者認証を受ける義務がある。さらにそれでも残留するリスクについては使用者に対する十分な情報開示と説明を行うことで残留リスクの対応を使用者に委託する。これが設計を委託されたスチュワードとしての責務なのである。

この「マスターシップからスチュワードシップへ」という産業安全領域の考え方は、医療も含めた現代社会のあらゆる制度、組織に適合されるべき考え方である。そして医療における「パターナリズムからインフォームドコンセントへ」という考え方に対応するものである。

「依らしむべし、知らしむべからず」というパターナリズム（父権主義）はマスターシップそのものであった。万全の対策を行った一方で、それでも存在する残留リスクの情報公開を十分患者に行ったのちに同意を得るというインフォームドコンセントの考え方は、スチュワードシップの精神に対応するものである。

医療界における日本人の業績

これまで本書では医療安全に対して様々な学問領域や産業で確立された安全手法が適応可能であることを挙げてきた。また本章ではグローバルスタンダードの重要性も述べてきたが、日本の医療が世界に冠たる実績を挙げていることも事実である。世界最高の長寿国である日本は新生児死亡率や周産期の母子死亡率でも世界の最高の保健水準を維持している。入院費や手術料も米国とは一桁少ない額で、誰でも一定水準の診療を受けることができるのである。

例えば大腸内視鏡検査一つとっても、米国では二〇〇〇ドル以上の検査料がかかるのに対し、日本では二万円にも満たない。米国の年間医療費はGDPの一三％、一二〇兆円と日本の四倍であり、国民一人当たりの医療費は約四三〇〇ドルと世界最高である。これに対し日本は一人当たり約二〇〇〇ドルと先進国中一四位に過ぎない。原崎の調査によれば米国の医学校における臨床系教授の給与は年間三五万二〇〇〇ドル（中央値）であるが、わが国では基礎医学も臨床医学も変わらずおよそ年間一一万ドルに過ぎない。このように日本の医療は医療従事者の献身的な努力によって成し遂げられているのが現状であるが、マスコミもあえてこのことは報道していない。日本人は安全と水は無料と考えていると批判されて久しいが、近年ではミネラルウオーターや防犯システムを扱う業界も急成長している。そのような中で医療だけが医療スタッフ個々人の滅私奉公に依存する状態がよいわけではなく、医療の質と安全には応分のコストが掛かることを社会全体として受け止めなければいけない。そしてこれからの若い医療人はもっと日本の医療に自信を持ってよいのである。

先に述べたスチュワードシップやインフォームドコンセント、あるいは世界的な標準化の流れにしても日本は海外の後追いを続けているだけではない。日本にも先駆的かつ独創的な貢献を行った日本の医学者や業績が存在する。本書ではこれらを若い医療従事者諸君に紹介することで締めくくりとしたい。

世界の医学史に残すべき日本人の一人が華岡青洲（一七六〇～一八三五）である。華岡は和歌山の地において全身麻酔薬「通仙散」を世界に先駆けて開発し、全身麻酔下の乳癌手術に成功した。その後独自の手術器具を数多く創案し、一五三例におよぶ乳癌の切除手術だけでなくさまざまな疾患の治療にこの麻酔薬と独自の手術器具を使用した。さらにメスに溺れることなく、「内外合一、活物窮理」と内科と外科、西洋医学と漢方の統合的治療や根拠に基づいた診療の実践（今日提唱されているEvidence Based Medicine）の重要性を説くなど、先駆的な診療哲学を実践していた。そして華岡は私心なく私塾「春林軒」にて千人以上の弟子を育てたのである。華岡の故郷、和歌山県名和町の青洲記念館には患者へのインフォームドコンセントを実践した診療録が、華岡が考案した数々の手術器具などとともに残されている。青洲の業績とは単に麻酔や外科手術の手技だけに留まるものではないことをもっと理解しなければならない。「華岡青洲の妻」という嫁と姑の問題を扱った小説がある。日本が世界に誇りうる医療人である華岡青洲を、嫁姑の軋轢を題材とするような小説のモデルにはして欲しくはなかったと筆者は思っている。

もう一人世界の医学史に残すべき外科医として紹介したいのが癌研病院外科の梶谷鐶《かじたにたまき》（一九〇九～一九九一）である。梶谷は全身麻酔の助けも無かった第二次大戦下の昭和一八年に連続一三例の胃全摘術を敢行し一二例の成功をもたらした。以来八二歳で逝去するまで在野の臨床外科医として活躍した。

欧米の胃癌の手術は「主病巣」だけを摘出するというコンセプトであるのに対し日本の胃癌の手術は、「ゲリラ」の如く癌が潜んでいる周囲のリンパ節も含めて、「外堀」としてのリンパ節と主病巣を風呂敷で包み込むように一塊（en bloc）として郭清しながら切除するという考え方である。この術式は梶谷が癌研外科で創始・確立し全国に普及したものであるが、梶谷の業績は単なる術式の開発に留まらず、癌の進行度などの記載、分類に関する標準化を行ったことである。梶谷は手術後切除した臓器を自ら整理・スケッチし米粒のようなリンパ節を丁寧に拾い出し記録に留めた。梶谷が率いる癌研外科の精緻かつ膨大な記録を基にして、今日の癌診療の基本である「癌取扱規約」ができたのである。

日本の「癌取扱規約」では主病巣の形状、深達度、部位ごとのリンパ節転移、他の臓器や腹膜への転移の状況などを詳細に記載し、切除標本からの肉眼的診断と病理組織学的診断双方を対応させて記録することで細かい病型に分類する。このような体系的な記載によって病型ごとの正確な生存曲線を描くことが可能となり、癌の手術術式や化学療法の治療成績を客観的に検証することが可能となった。さらにこのような癌取扱規約に則った手術後の診断を術前のX線や内視鏡診断と対比することで診断学の発展にも貢献しているのである。

海外では切除した臓器を整理する仕事は病理検査の助手の仕事である。術後外科医自ら、切除した臓器を摂子と鋏とで丁寧に整理しスケッチするスタイルは日本独自のものであり、これは梶谷を師と仰ぐ全国の消化器外科医がさらに弟子に伝えたことでもある。梶谷自身、晩年まで丁寧な手術標本の整理と観察を怠らなかった。丁寧な「標本整理」には、手術の後に深夜まで何時間もかかるが外科医はこの作業のなかで「摂子と鋏」の使い方を覚え局所解剖を復習する。日本が世界に誇りうる消化器癌の手術技術と精緻な統計とは、梶谷とその後の日本の外科医の努力によるものである。華やいだ遺伝子診断の研究やベンチャービジネス化がもてはやされる昨今であるが、少なくとも臨床に携わる医師にとっては、肉眼的な記載の重要性は普遍である。またこのような外科医の地道な作業の重要性を病院経営者・大学および所轄官庁上層部を含めた全ての関係者が充分に理解し、医療経済ならびに科学行政において実効的な行動として配慮されなければならないのである。

前述したように種々の業界で、安全・標準化と認証が重要視され、第三者認証機関の需要も増加しているが、日本の「癌取扱規約」のコンセプトには日本の医療人すら忘れている世界に誇るべき標準化の先駆けとなった「梶谷哲学」が遺されているのである。

高度経済成長以前の昭和三〇年代、東京大学木本外科（第二外科）では、人工心臓、人工肝臓、人工腎臓、人工血管、人工血液、臓器移植などといった今なお未完の先進医療分野の研究と診療が果敢にも取り組まれていた。ナイロンやダクロン等の素材を自らミシンがけをして手製の人工血管を試作、動物実験を繰り返し臨床応用につなげたのもこの時代である。肝不全患者の血液を犬の肝臓と交差体外循環して処理するハイブリッド型人工肝臓を開発し、一時的とはいえ肝性昏睡の患者を世界に先駆けて軽快させたのも、東大木本外科一九五八年の業績である。

日本がバブル経済に浮かれていた一九八五年に筆者は外科医の修練を開始した。一九六〇年代に寝食を惜しんで研究に携わった先輩方に直接の手術指導を受けた最後の世代となったが、彼らは自らの業績については多くを語ることなく地道な臨床教育に専念されていたのであった。一九八五年から二〇〇〇年とは駆け出しの外科医として虫垂炎の手術から始まり、胃癌・大腸癌そして食道癌や肝臓癌等の手術を経験し、次には後輩を指導する立場になる楽しい一五年間であったが、この二〇世紀最後の時代に日本の医療機器産業は大変な問題を抱えたのである。

一九九〇年には日本の医療機器産業の輸出入はほぼ均衡していたのに対し、二〇〇〇年には二倍の「入超」となっている（日本医療機器関係団体協議会資料）。これは決して日本のテクノロジーが劣っているからではない。日本で生まれた内視鏡は圧倒的なシェアを世界市場の中で保っている。しかし体内に移植して使用する人工血管、人工関節、心臓ペースメーカーなどの医療機器はほとんどが輸入品である。CTやMRIなどの画像診断装置も最上級器の生産は外国メーカーに委ね、日本の医療機器メーカーは「儲かる」中級器以下の生産にシフトしている。

数年前に国策として国産心臓ペースメーカー開発を促進する動きがあったが結局頓挫してしまったのは、万一の患者死亡における企業ダメージを怖れてのこととも聞く。製造原価一〇万円以下、欧米での実勢価格が三〇万円弱の心臓ペースメーカーが、日本では実勢価格一〇〇万円を超えているのがハイテク立国日本の現状である。一九六〇年前後に日本のいくつもの大学で取り組まれた先進医療の研究開発は、一九八〇年代に渥美和彦東大教授による人工心臓ヤギの生存世界記録などとして開花した。しかし多くの医療機器を輸入に頼っている現況を見るとこれらの先輩方の努力はどこにいったのかと思われるのである。

そして日本の大手メーカーが開発した埋め込み型人工心臓の臨床治験は、平成一六年にわが国ではなく欧州で開始されたのである。これには臨床治験に関する縦割り行政、利益追求型の企業の姿勢、臨床治験に非協力的なマスコミと国民自身の風土など様々な要因が存在している。このような状況を考えると、インフォームドコンセントとスチュワードシップの考え方にのっとり、グローバルスタンダードに準拠した研究開発と情報開示のあり方が求められていることも自明であろう。筆者が関係する日本コンピュータ外科学会においても、国際基準の哲学にのっとった戦略的な研究開発のガイドライン作成を試みている。

おわりに

最後に医療安全に求められているものについて私見を述べたい。

医療をとりまく様々なテクノロジーに求められているのは、技術や市場調査（マーケティング）とともに、現場の本当のユーザー経験を重視することである。アメリカの認知科学者であるノーマン教授はその理由として、商品展示会などで市場調査に協力してくれる人間とは大なり小なりその商品に関心を持った「ユーザーおたく」であることが多く、少しくせのある新製品を好む傾向があるからである。そして使い勝手における真の不具合とはその商品が広く家庭の老人や主婦に広まってから判明することが多いとしている。そのため製品開発にとって重要であるのは一般ユーザーの経験を「簡易民俗学」的な手法で調査することであると唱えている。もともとコンピュータ技術者でもあったノーマン教授だけに、なおさらこの言葉は説得力を有するものである。

本書で論じてきた医療機器や電子カルテの使い勝手についても全く同様のことが言えるのである。

医療人に優しいシステム開発のためには臨床現場における医療活動の定量的解析が必要であり、心理学者、労働科学者、教育学者など様々な文科系研究者との学際的研究開発が重要である。さらに現在まったく欠如している安全と認証に関する教育も、医学者と工学者双方になされなければならない。そして現場のニーズにあった世界市場に伍しうる医療機器の開発のためには、産業・大学・官庁それぞれが変革することを突きつけられている。医療機器の開発とは一部の特殊な先端医療を担う大学病院だけで行われてはならないのであり、むしろ一般的な疾患を扱う第一線の医療機関のニーズを把握することが重要である。医学・工学双方の実務者をチームに交えた産官学の連携も時代の趨勢となっている。もちろんその際に技術者に求められるものが、医療スタッフと患者さん双方に対するスチュワードシップであることはすでに述べたところである。さらに使い勝手とともに具体的に求められているのは、新旧混在する医療機器の安全な作動を統合的に監視制御する安全システムでもある。

では医療安全について、医療界自身に求められているものはなんだろうか。

まず安全のための正当なコスト上の配慮が健康保険で認められることである。規制緩和の兆しが見られるとはいえ、わが国の医療はほぼ一〇〇%健康保険を通じて政府の支配下にある。医療安全に関するわが国の健康保険上の取扱いとは、いくつかの書類や管理体制の不備に対して一日の入院料から減算していく「減点主義」に他ならない。平成一六年になってようやく手術中の肺塞栓予防への管理手数料が認められるようになったが、本書で触れた医療事故対策には全く不十分であることはお分かりだと思う。

次に知識や技量の定期的な更新である。民間航空の機長には六ヶ月毎の緊急操作の訓練や一年毎の路線審査が義務付けられている。医師の卒後教育においても各学会の専門医に対して定期的な学術集会参加を義務付ける「専門医更新制」を採用しており、また地域の医師会でも定期的な生涯教育講座を積極的に開催している。しかし第6章でも紹介したように航空業界が高価なシミュレーターなどを活用した実践的な定期訓練を行っているのに比べて、臨床医とくに外科系医師にとっての卒後実技訓練に利用できる動物実験施設やシミュレーターが極めて少ないことも事実である。さらに航空会社の定期訓練は業務の一貫として会社の経費で実施されているのに対し、医療従事者の生涯教育は休日返上の「手弁当」で行われていること自体も問題なのである。

また日勤・当直・日勤という三六時間勤務が日常的に行われているわが国の医療機関の現状に対しては、医療機器やコンピュータソフトの使い勝手とともに、労働科学・行動科学からの改善が急務であろう。未だに徹夜明けの診療を美化する風潮すらあるが、太平洋を徹夜で操縦してきたパイロットが、続けて操縦する航空機に搭乗する乗客がいるであろうか？　これは安全に対するコストを社会と国民がいかに納得するかということと表裏一体する問題である。

そして事故の再発予防と事故を起こさない医療システムの開発のために不可欠であるのがインシデントレポートシステムであり科学的な事故調査システムである。第7章で述べたようにインシデントレポートシステムには自主性、匿名性、免責性が大前提となることはグローバルスタンダードである。しかし日本にはインシデントレポートシステムを「始末書」と捉えるような輩が、医療従事者だけでなく一般企業や官憲にも多々存在することは大いに恥ずべきところである。当事者の土下座と処罰で一見落着とする「土下座文化」から脱却し、実務担当者への礼儀作法を踏まえた事故調査こそが事故の再発予防にとって有効であることを、国民全体として考えなければならない。

現在社会には、医学や工学だけでなく殆どの領域の専門教育において、ヒューマンファクター教育が欠如している。第2章で述べたように人間とエラーとは切り離すことができないものであり、人間の愛すべき性質から発生するエラーも多いことを理解しなければならない。能率を上げようとして機械にはさまれることもそうであるし、二人の患者を看護師が独りで手術室に連れて運んだことに起因した患者取り違え事故においても仲間の負担を軽減しようとする善意が背景に存在している。ヒューマンファクター学とは懲罰のために事例分析を行うような後ろ向きのものではない。それは愛すべき人間のエラーの背景を暖かく捉え、エラーへの耐性を持ったマン・マシンシステムの構築に活かすことを通じて、エラーの防止だけでなく、自他ともに優しい快適で働きやすいより効率的な労働環境の育成を行う前向きのものである。

近年、医療界でもヒューマンファクターの先達である航空界やプラントメーカーの取組みを参考にすることが多いし、筆者自身随分とご教示をいただいた。しかしそれぞれの業種の産業構造や業務の特殊性に合わせた対応が必要なことは言うまでもない。また大手航空会社や電力会社に比べれば、個別の医療機関は零細である。しかし零細企業ならではの独自の方法論を開拓し医療界から新たなる安全手法を社会に発信していけばよいのであって、このこと自体が人間の「心と身体」に関する総合的な教育を受けた医療人の責務とも考えられるのである。

あとがき

いずこの職場もそうであるように、病院にも固有のにおいがある。もちろん昔のようなクレゾール臭ではない。一日の定時手術を終えた中央手術部にはいつものかすかな消毒と空調のにおいに加えて、切除した臓器を整理中の外科医に近づけばわずかに血なまぐさいにおいが漂ってくるし、手術部の入り口近くでは翌週の手術予定を調整する手術部婦長と麻酔科部長のコーヒーの香りが流れている。術衣を脱ぎ捨て白衣に着替えて夕刻の病棟に上がると、ナースは夕食の配膳に掛かっている。普通の食堂と違うのは食事のにおいとともに、消毒臭に加え患者さんの汗や胃液、尿のにおいがわずかに混じっていることである。これが筆者が愛するオペ室であり外科病棟である。

手術を終えて病棟に戻った若い外科医たちには、入院患者の変化に関する情報と指示について看護婦（看護師）さんから質問と催促が矢のように飛んでくる。医師も多忙だが看護婦業務も多忙かつ多種多彩である。看護婦さんとは高卒後三年以上の高等教育を受け国家試験で資格を認証された人間の体と心に関するプロフェッショナルであるが、夕刻の病棟では給食の配膳、介助、下膳とともに、患者さんの検温や与薬、手術から帰った患者さんの生体情報（バイタルサイン）のチェック・点滴作成・ガーゼ交換・人工呼吸器の条件設定と確認などを平行して行わなければならない。確かに食事の配膳、介助などは他の職種でも代行できるものかもしれない。しかし看護婦さんの業務のなかに含まれている理由は、食事介助ひとつとっても様々な病態を理解した専門的な知識と技術が必要であり、さらに食事介助や下膳を通じて患者さんの病状を把握しているからである。

このように病院とは患者さんの生活全体をお世話するところであり、病院業務とは検査や投薬、点滴、手術などといった狭い意味の診療行為だけでなく、入院患者の給食・洗面・入浴などの介助、ベッドのシーツ交換、さらには最愛の家族の死の床に付き添うご家族へのケアもある。生活環境全体をお世話するということもあって、病院（HOSPITAL）とホテル（HOTEL）とは語源を共有しており、病院のサービス向上にはホテルのノウハウを活用すべきであるということもしばしば指摘されている。

しかしホテルは客室やレストランの快適さや美食などのサービスを提供することで顧客を満足させればよい。医療機関がホテルと違うところは、医療機関とは万人にとって恐怖や憎しみの対象である疾患や死を扱うところである。患者さんとご家族に対し受け入れがたい病や死を受容してもらう場所でもある。数十年の臨床経験をもった医療従事者自身にとっても自分の家族や自分自身の病や死に臨む場合は初めての経験なのである。病と死に直面した人間のケアにホテルやレストランの接客マニュアルを流用することができないことは容易に理解できよう。

医師や看護師だけでなく病院に勤務するあらゆる医療人は、不安を抱えた患者さんと家族に対する多種多様な業務を懸命かつ誠実に遂行している。本書で紹介してきたように医療をとりまく労働環境とは、他の産業領域に比べて、医療従事者自身の努力に多大に依存している時代遅れな面が存在する。そのような劣悪な労働環境のなかでたまたま発生した事故の責任を直近の当事者のみに背負わせるような現状は是非とも改善しなければならない。医療人も病院をあとにすれば乳飲み子や年老いた家族を抱える市井の一般人にすぎない。休憩時間にコーヒーを手にする看護婦さんは若い研修医たちとアイドルタレントの話題に興じる若い娘さんたちであり、携帯電話の待受画面に入れた子供の写真を見せ合う母親である。ところがこのような医療現場のスタッフたちが、ひとたび医療「事故」が発生した場合には、勤務する病院の管理者自身によって警察に通報され犯罪者扱いを受けかねないのが現在の医療を取り巻く社会情勢である。

働く人の献身や自己犠牲のみに依存したシステムとは不健全なものである。従業員に無理を強いる作業環境下では顧客への健全で良質なサービスの提供を期待することができないことは医療界においても同様ではなかろうか。日本を代表する大病院の副院長を務める先輩の名刺の裏には「私たちは、医療の提供を通じて病院を利用される全ての人々、そして病院で働く全ての人々の幸せに尽くします」とその病院の理念を高々と掲げている。このように従業員の幸福を患者さんの幸福とともに尊重する理念を掲げた医療機関が、日本ではまだ例外的であることはまことに残念なことである。

本書は若手医療人に対する安全についての副読本として執筆したこともあり「読み物」的な記載が多くなっている。各章についてより詳細な内容を求められる方は巻末の文献を参照していただきたい。若き読者たちがそれぞれの立場を通じて今後医療界における健全なる安全文化を育成するきっかけとして、本書がわずかながらでも役立てれば幸いである。

本書執筆にあたりまず謝辞を捧げなければならないのは、筆者がこれまで臨床の場面を共にした多くの医療従事者の皆様方である。なかでも出月康夫先生（東京大学名誉教授、外科学）、粟根康行先生（元東京都立墨東病院長、外科学）に甚大なる謝意を捧げたい。二人の恩師からは、外科医としてだけでなく人生の先達として親身なるご指導を賜った。

またヒューマンファクターについてご指導いただいている黒田 勲先生（元空将、日本ヒューマンファクター研究所所長、航空医学）、石橋 明キャプテン（元全日空機長）、故関口雅夫先生（駒沢大学教授、刑法・航空法）、池田良彦先生（東海大学教授、刑法・航空法）、垣本由紀子先生（実践女子大学教授、航空医学・心理学）、河野龍太郎先生（東京電力）、航空運航システム研究会理事各位、産業安全についてご教示いただいている杉本 旭先生（北九州市立大学教授）、都築正和先生（総合安全工学研究所理事長、東京大学名誉教授、手術部医学）、日本機械学会 安全と標準認証委員会の皆様方に厚く御礼を申し上げる次第である。また本書執筆のきっかけを賜った軽部征夫先生（東京工科大学バイオニクス学部長）のご指導・ご厚意と丸善出版事業部 小林秀一郎氏からのご教示に改めて御礼申し上げるとともに、最後に家庭を省みない外科医生活への愚妻 美佐子からの理解と支援にも謝意を記すことをお許しいただきたい。

平成一六年一一月

篠原 一彦

参考文献

橋本邦衛：安全人間工学、中央労働災害防災協会、一九八四
正田　亘：人間工学、恒星社厚生閣、一九九七
長町三生：安全管理の人間工学、海文堂、一九九五
F. Hawkins（黒田 勲 他訳）：ヒューマンファクター、成山堂、一九九二
J. Reason（林 善男 他訳）：ヒューマンエラー、認知科学的アプローチ、海文堂、一九九〇
J. Reason（塩見 弘 他訳）：組織事故、日科技連、一九九九
D. A.Norman（岡本 明 他訳）：パソコンを隠せ、アナログ発想でいこう！、新曜社、二〇〇〇
黒田　勲：信じられないミスはなぜ起こる、中災防新書、二〇〇二
杉本　旭：機械にまかせる安全確認型システム、中災防新書、二〇〇三
石橋　明：事故はなぜ繰り返されるのか、中央労働災害防災協会、二〇〇三
河野龍太郎：医療におけるヒューマンエラー、医学書院、二〇〇四
岡野正治編：事故のモンタージュⅠ〜Ⅷ、全日本空輸総合安全推進委員会、一九九〇〜一九九七
黒田勲編：ヒューマンファクター、働く人の安全と健康五一（一）別冊、二〇〇〇
厚生労働省：医療の安全確保のための対策事例、二〇〇一
日本航空技術研究所：ヒューマン・ファクターガイドブック、日本航空技術研究所、一九九五
テプコシステムズ：ヒューマンエラー事例分析ガイド、テプコシステムズ、二〇〇一
国際民間航空機関：ヒューマンファクター訓練マニュアル、航空振興財団、二〇〇〇
篠原一彦：医療福祉で活躍する先端技術、とことんやさしい生命工学の本（軽部征夫編）、三八—六四、日刊工業新聞社、二〇〇三
S. Cushing（岡野正治訳）：空の上のトラブル、現代数学社、二〇〇一

Orlady, HM., Orlady, LM.: Human Factors in Multi-Crew Flight Operations, Ashgate, Hampshire, England. 一九九九
米国ＡＳＲＳホームページ（The Aviation Safety Reporting System）：http://asrs.arc.nasa.gov/main.htm
米国国家運輸安全委員会ホームページ（National Transportation Safety Board）：http://www.ntsb.gov/Abt_NTSB/history.htm
関口雅夫：航空・鉄道事故調査委員会の設置とその問題点（一）、駒沢法学第一巻第一号、平成一四（二〇〇二）年一月
池田良彦：刑事裁判における航空事故調査報告書の証拠利用について—原因指向と責任指向のはざまで—、東海大学総合教育センター紀要、二三、四五–五四、二〇〇三
池田良彦：安全管理者の刑事責任、航空運航システム研究会雑誌一七、二五–三一、二〇〇一
原崎弘章：アメリカの外科医の値段、日本外科学会雑誌一〇五（九）、五三〇–五三三、二〇〇四
池田康夫：診療行為に関連した患者死亡の届出について、日本外科学会雑誌一〇五（九）、五四八–五五一、二〇〇四
篠原一彦：臨床医学におけるヒューマンエラー学の提言、Clinical Engineering、一〇、一七四–一七八、一九九九
篠原一彦：産業安全の手法からみた医療安全への提言、新医療、三〇（一一）、一三二–一三四、二〇〇三
篠原一彦：航空におけるインシデント報告システムと事故調査、埼玉医科大学医学基礎部門紀要、一〇、四一–四六、二〇〇四

医療のための安全学入門
事例で学ぶヒューマンファクター

平成 17 年 1 月 31 日　発　　行
令和 6 年 3 月 20 日　第12刷発行

著作者　篠　原　一　彦

発行者　池　田　和　博

発行所　丸善出版株式会社
〒101-0051 東京都千代田区神田神保町二丁目17番
編集：電話(03)3512-3264／FAX(03)3512-3272
営業：電話(03)3512-3256／FAX(03)3512-3270
https://www.maruzen-publishing.co.jp

組版／株式会社 日本制作センター
印刷・製本／大日本印刷株式会社

ISBN 978-4-621-07526-5　C 2047　Printed in Japan